歯科衛生士教

臨地実習
HAND BOOK

監著：眞木吉信／合場千佳子／船奥律子／北原　稔／白田チヨ

クインテッセンス出版株式会社　2009

Tokyo, Berlin, Chicago, London, Paris, Barcelona, Istanbul, Milano, São Paulo, Moscow, Prague, Warsaw, New Delhi, Beijing, and Bukarest

CONTENTS

臨地実習を始める前に

1. 歯科衛生士に求められる活動の場 …… 009
2. 歯科衛生士の役割 …… 014
3. 歯科衛生士教育の中の臨地実習の位置づけ …… 016
4. 臨地実習の目的および目標 …… 018
5. 実習の評価 …… 019

CHAPTER I 実習効果を高めるための準備

1. 実習の心得
    1) 基本的態度 …… 025
    2) 守秘義務の遵守 …… 026
    3) 感染予防対策 …… 027
    4) 事故防止 …… 029
    5) 事故発生時の対応 …… 029
    6) 各種保険の加入 …… 031
    7) その他の注意すべき点 …… 031
2. 事前学習の意義
    1) 実習概要の理解 …… 033
    2) 対象者の把握 …… 033
    3) 実習場所への交通機関と所要時間 …… 033
3. 実習をイメージしてみよう！
    1) あいさつ・自己紹介 …… 035
    2) 出席表 …… 035
    3) 実習記録の提出 …… 035
    4) 実習終了日 …… 035

臨地実習 HAND BOOK

CONTENTS

CHAPTER Ⅱ
歯科衛生士の活動の場を知ろう！

1. 母子保健
   - 1）両親学級 …………………………………………………… 040
   - 2）乳児健康診査 ……………………………………………… 042
   - 3）育児相談 …………………………………………………… 046
   - 4）1歳6ヵ月児健康診査 …………………………………… 048
   - 5）3歳児健康診査（3歳児～3歳6ヵ月児）……………… 052
   - 6）保育所における健康教育 ………………………………… 056
2. 学校保健
   - 1）幼稚園 ……………………………………………………… 058
   - 2）小学校 ……………………………………………………… 062
   - 3）中学校 ……………………………………………………… 066
   - 4）高等学校 …………………………………………………… 068
3. 成人保健
   - 1）歯周疾患検診事業（単独型）…………………………… 072
   - 2）特定健康診査・特定保健指導 …………………………… 076
4. 老人保健
   - 1）地域支援事業
     - ①一般高齢者 ……………………………………………… 080
     - ②特定高齢者事業（口腔機能の向上）………………… 084
   - 2）通所サービス事業所（老人デイサービスセンター）… 088
   - 3）特別養護老人ホーム ……………………………………… 092
5. 事業所での活動
   - 1）事業所定期健康診査 ……………………………………… 096
6. 障害者保健
   - 1）特別支援学校 ……………………………………………… 100

CONTENTS

  2）身体障害者福祉施設 …………………… 104
  3）知的障害者福祉施設 …………………… 108
  4）精神障害者社会復帰施設 ……………… 112
 7．病院での活動
  1）脳神経外科病棟 ………………………… 116
 8．在宅歯科訪問診療
  1）歯科訪問診療 …………………………… 120

CHAPTER Ⅲ
学んだことを振り返ろう！

 1．実習中の学び
  1）記録の意義 ……………………………… 127
  2）実習中の記録 …………………………… 127
  3）記入上の注意 …………………………… 128
 2．実習終了後の学び
  1）実習施設へのお礼状 …………………… 134
  2）臨地実習のまとめと自己評価 ………… 134
  3）実習施設からの評価 …………………… 134
  4）実習報告会 ……………………………… 136
  5）実習記録の提出 ………………………… 136

これからプロをめざすあなたへ

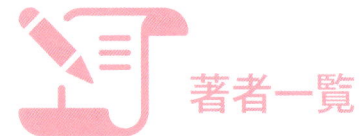
著者一覧

【監著】

眞木　吉信	東京歯科大学衛生学講座
合場千佳子	日本歯科大学東京短期大学歯科衛生学科
船奥　律子	四国歯科衛生士学院専門学校
北原　　稔	神奈川県茅ヶ崎保健福祉事務所
白田　チヨ	東京医科歯科大学歯学部口腔保健学科

【著者】

飯田　恭子	名古屋市東保健所
石川奈保美	鶴見大学短期大学部歯科衛生科
遠藤　圭子	東京医科歯科大学歯学部口腔保健学科
小田見也子	歯科衛生士　介護支援専門員
黒田　千恵	堺市西保健センター
小斎　　薫	名取市健康福祉部保健センター（歯科保健事業所）
高橋　純子	新潟県胎内市役所市民生活課
玉木　裕子	鶴見大学短期大学部歯科衛生科
徳間みづほ	中野区北部保健福祉センター
長島　聡美	神奈川県三崎保健福祉事務所
奈良とみ子	医療法人社団清心会　藤沢病院（非常勤）
本田　里恵	歯科衛生士　産業カウンセラー　介護支援専門員
三澤　洋子	藤沢市保健所
溝口理知子	豊田市こども発達センター
三橋千代子	トヨタ自動車株式会社　東京総務部人事室　健康・安全グループ

（五十音順）

臨地実習を始める前に

臨地実習を始める前に

　臨地実習のスタートを目前に控えた学生の皆さん、今どのような気持ちでいますか？

　ようやく慣れはじめた「歯科診療」という臨床現場（臨床実習）から離れ、これからはじまる「臨地実習」では地域や学校での保健活動、職場での健康支援や施設利用者の口腔保健管理など、さまざまなライフステージや生活場面の中で実習が展開されます。

　そのため、他の職種と協働で行う活動の体験や多くの実習課題に対して、皆さんは大きなプレッシャーや不安を抱えているかもしれません。しかし、一方では赤ちゃんからお年寄りまで幅広い年代の対象者たちとのたくさんの出会いに興味や関心の気持ちを膨らませているかもしれませんね。また、教室を飛び出して、本物の歯科衛生業務に触れることが待ち遠しく、わくわくしている方もいることでしょう。

　私たちはこのような不安を抱える皆さんの期待に対して、学習活動を応援する目的でこのハンドブックを作成しました。

　臨地実習開始前の事前学習過程で、各臨地実習現場をリアルにイメージし、皆さんが実習で何をどのように学んでくるべきか、その実習計画のヒントになるよう、事例は具体的にかつ実践的にまとめることを心掛けました。また、実習中、実習後の学習も効果的にはかどるよう工夫してあります。

　あなたの臨地実習を成功させるために、ぜひこの「臨地実習 HAND BOOK」を活用してみましょう。

臨地実習を始める前に

1. 歯科衛生士に求められる活動の場

　「平成20年度の歯科衛生士業務届け」によると、歯科衛生士の活動の場（P.10　図1）は主に歯科診療所（90.7％）や病院（4.7％）ですが、その他にもさまざまな場があり、市町村（2.0％）や保健所（0.6％）、事業所（0.5％）、介護老人保健施設（0.2％）などで業務に従事しています。これらの歯科診療所以外の就業場所は全体からみるとまだまだ少ないですが、増減率でみると介護老人保健施設、事業所などが急増しています（P.10　表1）。

　また、ライフステージ別にみた歯科保健活動と関連法規（P.12　図2）をみると、歯科衛生士は胎児期から老年期まで人の生涯にわたる健康支援にかかわっていることがわかります。そして、その活動は関連法規に基づき歯科保健対策として計画実施されているのです。

　このような中で、人々の健康支援に対するニーズは多様化し、個別化が進んでいます。それは口腔の健康を上手に維持できると豊かな生活につながることが多くの症例やデータなどからわかってきたからです。介護予防の「口腔機能の向上」もその一例です。一方で、口腔の疾患や機能の低下が身体に多くの悪影響を与えることもそうです。ですから、他の職種の方々もこの口腔の健康に積極的に注目するようになりました。少子高齢化、健康志向の高まりなどにより、歯科衛生士は歯科診療所以外でもその専門性を求められるようになったのです。これが臨地実習のフィールドです。

　臨地実習では、先輩歯科衛生士が専門性を絶妙に発揮している場面に触れ、皆さん自身も実習を通して多くの体験を得るチャンスにあふれているのです。

MEMO

臨地実習を始める前に

図1 就業場所別にみた就業歯科衛生士数（平成20年末現在）

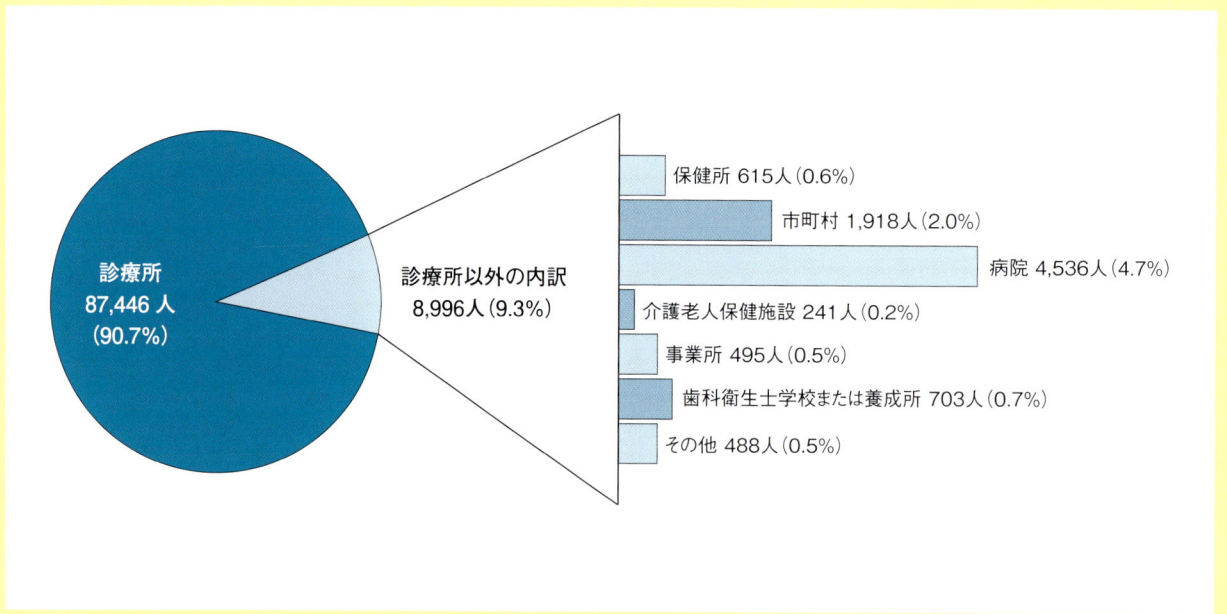

（厚生労働省：平成20年度保健・衛生行政業務報告より）

表1 就業場所別にみた就業歯科衛生士数の年次推移（各年末現在）

	平成4年 (1992)	6年 ('94)	8年 ('96)	10年 ('98)	12年 (2000)	14年 ('02)	16年 ('04)	18年 ('06)	20年 ('08)
歯科衛生士	44,219	48,659	56,466	61,331	67,376	73,297	79,695	86,939	96,442
保健所	686	765	781	593	634	648	634	518	615
市町村	462	600	799	1,427	1,481	1,613	1,682	1,751	1,918
病院	3,002	3,103	3,288	3,575	3,604	3,881	3,903	4,217	4,536
診療所	38,966	43,080	50,403	54,497	60,428	65,761	71,961	78,519	87,446
介護老人保健施設	4	3	2	14	27	54	83	173	241
事業所	252	204	197	235	204	352	371	464	495
歯科衛生士学校または養成所	592	540	561	587	574	550	610	685	703
その他	255	364	435	403	424	438	451	612	488

（厚生労働省：平成20年度保健・衛生行政業務報告より）

臨 地 実 習 を 始 め る 前 に

 ステップ1 ワーク① 実習施設の確認！

「臨地実習HAND BOOK」では、実習が比較的多い臨地実習現場をまとめてあります。
実習計画準備のために、皆さんの学校で実習できる現場（表2）をチェックしておきましょう。例えば実習できる学年に○をつけたり、具体的な日程がわかれば記入しチェックします。その他の実習は空欄（　　）内に書き込みましょう。

表2　私の臨地実習施設確認表

臨地実習の現場		チェック			
		1年	2年	3年	4年
母子保健	両親学級（母親学級）				
	乳児健診				
	育児相談				
	1歳6ヵ月児健康診査				
	3歳児健康診査				
	保育所での健康教育				
	その他（　　　　　　　）				
学校保健	幼稚園				
	小学校				
	中学校				
	高等学校				
	その他（　　　　　　　）				
成人保健					
職域保健					
老人保健	地域支援事業（介護予防事業）				
	通所サービス（通所介護事業等）				
	入所施設（特別養護老人ホーム等）				
	その他（　　　　　　　）				
障害者保健	特別支援学校				
	身体障害者福祉施設				
	知的障害者福祉施設				
	精神障害者福祉施設				
	その他（　　　　　　　）				
病院での歯科保健活動					
在宅（訪問歯科診療）					

臨地実習を始める前に

図2 ライフステージ別にみた歯科保健活動と関連法規

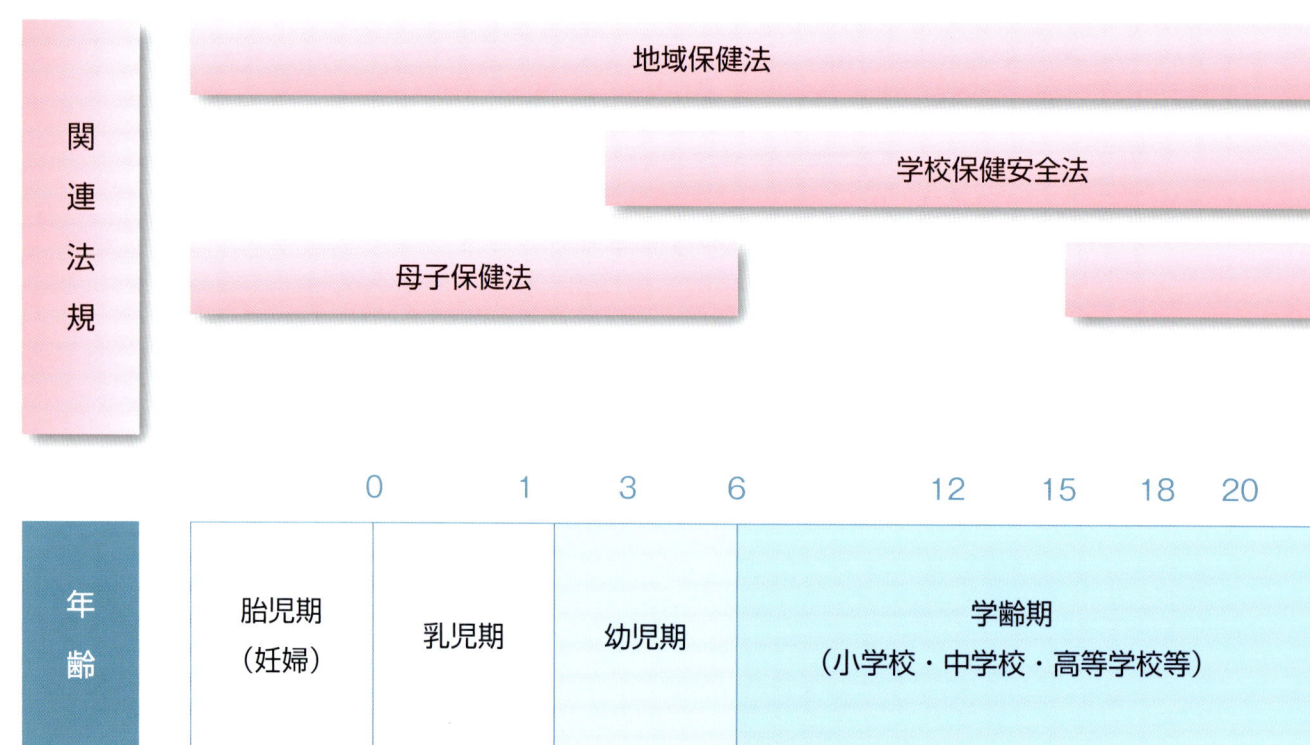

臨地実習を始める前に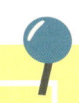

健康増進法

高齢者の医療の確保に関する法律

労働安全衛生法

介護保険法

　　　　　　　40　　　　　　　　65　　　　　　75　　　　　　　（歳）

成人期　　　　　　　　　　　老年期

○特定健康診査（メタボリック症候群対応）　○介護給付
○特定保健指導　　　　　　　　　　　　　　○介護予防給付
○健康増進法による健康診査（歯周疾患健診等）○特定高齢者健康診査
　　　　　　　　　　　　　　　　　　　　　○介護予防（地域支援事業）

●訪問歯科衛生指導（医療保険）　　　●居宅療養管理指導（介護保険）

臨地実習を始める前に

2. 歯科衛生士の役割

　臨地実習の場面における歯科衛生士の主な役割は、各対象者の歯と口腔の健康支援です。具体的には、健康教育、健康相談、保健指導、施設利用者の口腔保健管理や歯科診療の補助、歯科健診の介助などです（詳しくは、CHAPTER Ⅱ　歯科衛生士の活動の場を知ろう！参照）。

　臨地実習の場では、対象者の生活が臨床よりさらに広く大きく明瞭に見えてきます。歯科衛生士はその背景を感じとり、分析し、口腔の健康を維持する支援策を対象者と共に考え、行動に移す後押しをしていくのです。

　しかし、その活動は歯科診療のスタッフと必ず一緒の時ばかりではありません。それぞれの現場において、さまざまな異なる職種の方たち（チーム）と連携をとりながら業務を行うことが重要になっています。このように対象者の目指す目標に向かって、違う職種がそれぞれの専門性を生かし、力を出し合い、達成できるよう支援し、連携を図り、協力しながら業務を進めていくことを「協働」といいます。協働するためには、対象者の情報の共有化や歯科衛生士の専門性の発揮、そして社会人としてのマナーが守れることが大切です（図3）。

　まずしっかりと社会人としての社会性、教養や倫理性、道徳性などを身につけ、専門性を積極的に出していきましょう。そう考えると、学校でのカリキュラムの教科一つひとつが歯科衛生士の専門性を支えていることがわかります。そして、自らの健康管理に加え、生き生きとした生活者として、実は趣味や娯楽も自らの社会性や教養を身につける上で大切なのです。

MEMO

臨地実習を始める前に

図3　知識とチームの構成（田原　孝：個別評価と組織評価、専門性と一般性を一部改変）

（1）知　識　個人やチームの専門性は、個人の社会性や教養、および倫理性や道徳性（「明徳」）の上に成立する。

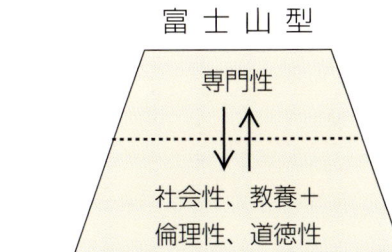

富士山型が望ましい
少しずつ自分で
積み重ねて
いこう！

（2）チーム　その基盤がない個人やチームは、現実や変化する状況に柔軟に対処し、自らを活性化することはできない。

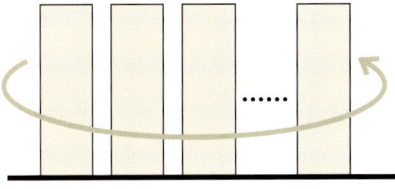
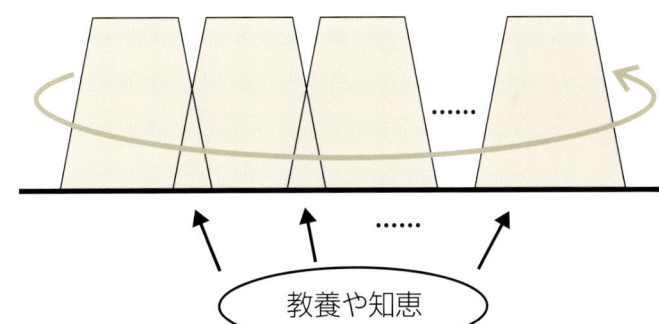

ステップ2　社会の中で歯科衛生士の役割を発揮するための秘訣は？

（1）情報の共有化ができる（報告、わかりやすい記録、コミュニケーション）。
（2）社会人としてのマナーが守れる。
（3）専門的な知識や技能を提供できる。
（4）健康管理ができ、生き生きと生活している。

 対象者の健康支援

15

臨地実習を始める前に

3. 歯科衛生士教育の中の臨地実習の位置づけ

　歯科衛生士教育における臨地実習は「歯科衛生士養成所指導要領（平成17年）」に記載されています。その中に「93単位修得のうち、20単位が「臨地実習（臨床実習を含む）」と規定されており（表3）、臨地実習は1単位を45時間の実習をもって構成され、その時間のうち3分の2以上は病院、診療所、歯科診療所において実習を行うことになっています。また教育の目標は「知識・技術を歯科臨床や地域保健等の実践の場面に適用し、理論と実践を結びつけて理解できる能力を養う内容とする」と記載されています。

　このように「歯科衛生士養成所指導要領」の中では、「臨地実習」と「臨床実習」という2つの用語が使われています。それぞれの名称については「歯科衛生士教育における臨地実習指導の在り方とその到達目標に関する研究」に述べられています（表4）が、このハンドブックはその区分における「臨地実習」を中心にまとめてあります。

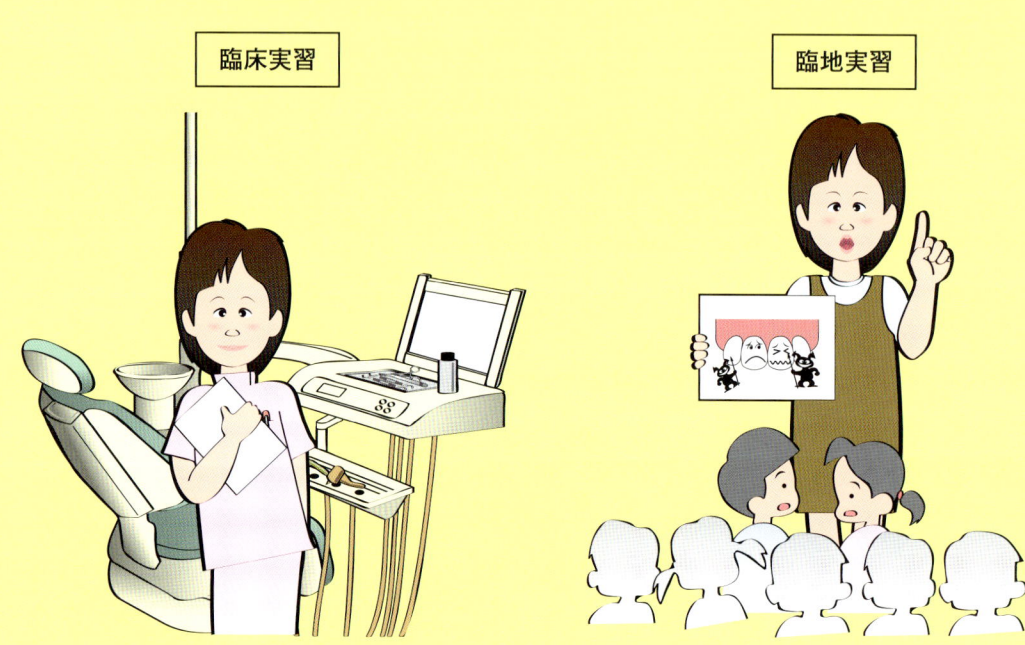

臨地実習を始める前に

表3 歯科衛生士教育内容および単位数

分野	教育内容	単位数
基礎分野	科学的思考の基盤	10
	人間と生活	
	小　計	10
専門基礎分野	人体（歯・口腔を除く）の構造と機能	15
	歯・口腔の構造と機能	
	疾病の成り立ち及び回復過程の促進	
	歯・口腔の健康と予防に関わる人間と社会の仕組み	7
	小　計	22
専門分野	歯科衛生士概論	2
	臨床歯科医学	8
	歯科予防処置論	8
	歯科保健指導論	7
	歯科診療補助論	9
	臨地実習（臨床実習を含む）	20
	小　計	54
選択必修分野		7
	合　計	93

歯科衛生士養成所指導要領（平成17年）　別添1から

表4 「臨床実習」と「臨地実習」

区分	内容
臨床実習	歯科衛生士予備実習に続いて行われる、歯科診療所もしくは病院歯科における患者を対象とした実習。
臨地実習	上記の臨床実習以外の公衆衛生の中の公衆歯科衛生現場や社会福祉施設における実習をいう。幼稚園、保育所、小学校、中学校、保健所、市町村保健センター、口腔保健センター、企業、社会福祉施設、在宅の訪問歯科診療などが行われている現場を対象とした実習。

平成18年度厚生労働科学研究費補助金　医療安全・医療技術評価総合研究事業
「歯科衛生士教育における臨地実習指導の在り方とその到達目標に関する研究」より

ステップ3 「臨床実習」と「臨地実習」の分け方を知っておこう！

（1）「臨地実習」は、歯科診療所、病院歯科以外の実習をいう。

（2）「臨地実習」は実習全体の3分の1以内、「臨床実習」は3分の2以上。

（3）全実習合わせて20単位の修得が必要（時間数にすると900時間）。

他職種の方は歯科衛生士の教育課程に関心を持っています。質問されることも多いので覚えておきましょう。

臨地実習を始める前に

4. 臨地実習の目的および目標

　臨地実習の目的および目標は、それぞれの学校で臨地実習要項等にさまざまな表現で掲げられています。皆さんはそれを実習オリエンテーション時になんとなく聞き流しているかもしれません。しかし、この目的および目標は、実際にはとても重要なものです。なぜなら、皆さんの実習のゴールとなるものだからです。頂上（目的）を見ずに、あるいはコース（目標）を確かめずに登山を開始することはとても危険です。

　おすすめは、学校での目的と目標をもとに、皆さん自身が実習に対する「こうなりたいという願い」を持ち、自分らしい目的と目標を考え、自らの実習をデザインしていくことです。この方法で実習を計画していくことは、主体性をもって実習に取り組むきっかけとなります。また、実習は体験、経験を通して学んでいくものです。実習前に立てた計画は、実習中に修正することもあります。そのためにも実習の場所、期間、事前準備、決まりごと等はしっかり確認しておくといいですね。

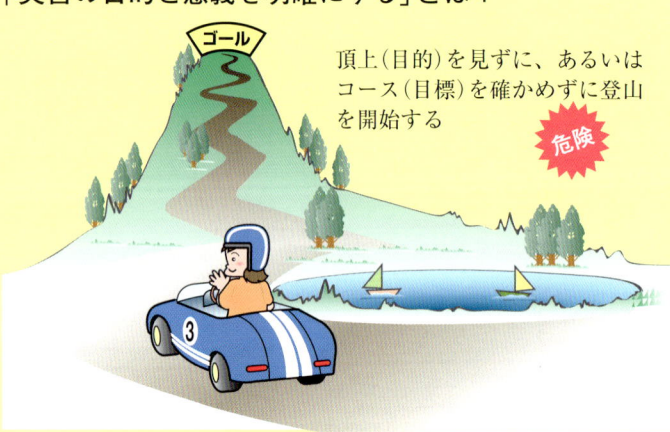

「実習の目的と意義を明確にする」とは？

頂上（目的）を見ずに、あるいはコース（目標）を確かめずに登山を開始する　危険

ステップ4　臨地実習の目的および目標のヒント！

（1）さまざまな対象者と積極的に関わり、対象者を理解する努力をする。
（2）学んだ知識や技能を実習現場で展開しながら、経験を生かしより高い歯科衛生業務を提供できるような力をつける。
（3）私は歯科衛生士になるぞ！という気持ちを高める。
（4）歯科衛生士の仕事の面白さをみつけてくる。
（5）自分が「こうなりたい」という願いを持つ。

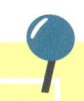

臨地実習を始める前に

5. 実習の評価

　実習の評価は、実習の目的・目標をどの程度達成できたかという学習成果を確かめるためにあります。確認後、どのようにその評価を受け止めるかにより、さらに実習の成果が上がっていくのです。評価の結果に喜んだり、落ち込んだりすることもあるでしょうが、それが必ず皆さんの成長にプラスとなっていくことでしょう。

　実習評価には、実習の進行に伴い「事前的評価」「形成的評価」「総括的評価」（表5）があります。そして、その評価にはそれぞれのねらいがあります。実習開始前に、皆さんの学校の臨地実習要項や評価表（表6）などで「誰に」「何を」「どのように」評価されるのか把握しておくことも大切です。

表5　実習生を主体とした活動と実習評価内容の一例

時　期	開始前 →	実習中 →	終了後
実習生の活動	学習準備を行い、スタートに備える。 ・社会人としてのマナー確認 ・健康管理 ・情報収集 ・事前学習 ・実習計画 ・媒体、資料準備	目標達成のために積極的に実習できるようにする。 ・実習 ・実習記録 ・自己評価 ・チェックリスト（実習進行状況）の活用 ・実習計画の修正	実習を振り返り今後の活動に生かす。 ・実習記録等の整理 ・実習報告レポート ・実習報告会（他学生との成果の共有） ・自己評価
評　価	事前的評価	形成的評価	総括的評価
学校が評価することのねらい	実習生が実習を成功させるための学習環境を整えていくことを支援する。	実習生が実習の進行状況やその成果を明らかにする。 必要に応じてフィードバックしながら、実習効果をさらに高める支援をする。	実習生が実習の総合的な成果を確認する。 今後の活動に生かせるよう支援する。
活動の評価者と評価する内容　実習生		・自己評価 ・チェックリスト（実習進行状況）の活用 ・実習計画の修正	・自己評価 ・実習報告会（他学生への評価）
活動の評価者と評価する内容　学　校	・適性試験 ・事前学習レポート ・実習計画 ・実習準備（媒体、資料作成など）	・実習巡回時の情報収集 ・チェックリストからの進行状況	※この部分が成績となる ・実習指導者からの評価 ・実習記録 ・出席状況 ・実習報告会 ・面接
活動の評価者と評価する内容　実習指導者		・実習の評価 ・実習記録 ・カンファレンス	

臨地実習を始める前に

以下は、評価の内容と行動目標を合体させた評価表の一例です。自己評価以外は成績の一部となります。

表6 臨地実習評価表「小学校での歯科保健指導」

平成○年度　第○期生　前期臨地実習評価表「小学校歯科保健指導」　とげ山小学校
サボテン歯科衛生士専門学校　　　　　　　　　　NO.　　　　Name.

学習テーマ「小学生への集団歯科保健指導」
①各学年の成長発達段階と問題点の把握→　②歯科保健指導の計画→　③実施→　④評価→　⑤改善

評価基準　3点：大変よくできる　2点：できる　1点：あまりできない　0点：できない

項目	内容	指導者の評価点	合計点数	評価
マナー 身だしなみ 態度	・身だしなみを整える（服装、髪、爪、アクセサリー） ・あいさつをする ・会話の相手に応じたことばづかいをする ・実習中の私語を慎む			[A]12 [B]8～11 [C]7以下 A・B・C
取り組み 積極性・意欲	・実習に積極的に参加する ・指導終了後の自己評価をする ・指導終了後の改善策を検討する ・疑問点、不明点を調べたり、気付きをまとめる			[A]12 [B]8～11 [C]7以下 A・B・C
コミュニケーション 協調性	・集合時間を守る ・グループ内の作業に協力する ・指示や呼びかけに返事をする ・よい人間関係ができるよう努力する			[A]12 [B]8～11 [C]7以下 A・B・C
基礎・専門 知識	・児童の発達段階がわかる ・指導案の内容は児童の発達段階とマッチする ・適切な導入、展開、まとめを計画する ・専門的知識の裏付けがある指導内容にする			[A]12 [B]8～11 [C]7以下 A・B・C
歯科衛生業務 技能	・わかりやすい話し方をする（声の大きさ、スピード、ことばなど） ・適切な媒体を選択、使用をする ・児童の反応に適切に対処する ・口腔清掃の方法を指導する ・指導の時間配分を守る ・準備、後片付けをする ・児童とコミュニケーションをとる			[A]20、21 [B]14～19 [C]14以下 A・B・C

評価者からのコメント　　　　　　　　　　　　評価者（　　　　　　　　　）

学生の自己評価（実習を終えて）

1．小学生の成長発達段階と問題点は把握できましたか？	よくできた・できた・あまりできなかった・できなかった
2．歯科保健指導の計画は現場にマッチしていましたか？	よくできた・できた・あまりできなかった・できなかった
3．実習中は意欲的に学習しましたか？	よくできた・できた・あまりできなかった・できなかった
4．指導の評価や改善はできましたか？	よくできた・できた・あまりできなかった・できなかった
5．今回の臨地実習で特に学べたことは何ですか？	学校検印

臨地実習を始める前に

　良い評価を得ることはもちろん大切です。しかし、もっと大切なのはそのプロセスなのです。評価項目だけでなく、皆さんの努力や学びの姿勢も評価となります。
　いただいた評価から自分を客観視することは、豊かな自分作り、また歯科衛生士としての人間形成にきっと役立つはずです。評価項目を明確にしているのはそのためです。実習を成功させるための誘導ですから、悪用して「点取り虫」になってしまい、本来の目的を失うなんてことのないようにしましょう。

ステップ5 実習指導者による評価のポイントを知っておこう！

1．評価項目（何を？）

- マナー　身だしなみ　態度
- 取り組み　積極性　意欲
- コミュニケーション　協調性
- 基礎・専門　知識
- 歯科衛生業務　技能

2．評価方法（どのように？）
3．到達度の判定基準（どれくらいできたか？）

　実習の評価の中には、皆さん自身が実施する自己評価があります。実習中や実習終了後に行われます。実習の目標や評価表とドッキングした自己評価表もあります。
　自己評価は、直接成績に考慮されることはありませんが、結果的には皆さんの実習成果に大きな影響を与えることになるでしょう。ですから、自己評価は実習に臨んだ時から実施することが望ましいのです。
　自己評価には以下のような意義があげられます（表7）。

表7　自己評価の意義

1．自分の行動を自分で評価する
2．自分の良い点とさらに学習の必要な点を明らかにする
3．これからの課題を明らかにする
4．他者評価との比較をする
5．指導者や教員とのコミュニケーションを図る

CHAPTER

I

実習効果を高めるための準備

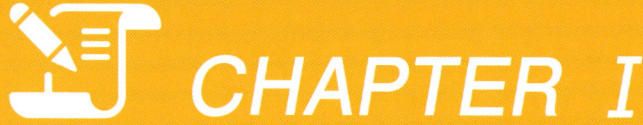

CHAPTER I

実習効果を高めるための準備

　多くの臨地実習の現場では、複数の職種が同じ目標に向かってチームで対象者の支援を行っています。大切なことは、そのチームの中での共通の課題を熟知し、連携のとれた行動を心掛けることです。皆さんは歯科衛生士としての専門性を発揮することにとらわれがちですが、こうした社会人が身につけるべき基本的態度も決しておろそかにすることはできません。ポイントを考慮しながらこれらの実習現場のルールを守り、チームの一員としてのマナーが十分に身についていれば、安心して専門性を学ぶことができるのです。

　また、学校での授業と大きく異なるのは、対象者の存在です。臨地実習はこれまでに学習した知識や技能を応用展開していく場となります。対象者を前におろおろしては困ります。まず手始めに実習効果を高めるための準備にとりかかりましょう。

　では、どのように実習の準備を具体的に進めていけばよいのでしょうか。ここからは皆さんと一緒に実習を成功に導くための条件を少しずつ整理していきたいと思います。

MEMO

1. 実習の心得

　実習先では、学生の皆さんも社会人とみなされることを覚悟しておいてください。現場で同じ目標に向かっている仲間として認めてもらうには、お互いのマナーを守って目標達成に向かっていくことが大切です。

1) 基本的態度

　実習評価の中でも基本的態度は重要です（参考：P.21　**ステップ5**）。
　ここで、皆さんの実習に対する意欲や取り組みを表現する上で重要なポイント（表8）をまとめてみました。臨地実習に限らず実習開始前のチェックリストとして活用してみましょう。

表8　実習開始前のチェックリスト

チェック項目	マイナスポイント
□ 実習施設の場所と道順	!! 道に迷って初日から遅刻！
□ 集合時間	!! セーフ！ところが、着替えを済ませての集合時間でした (p_-)
□ 実習担当者の確認	!! あなた誰？えっ、保健師さん？歯科衛生士さんじゃないの？
□ 準備物	!! 染め出し開始！あっ、染色液がない (-_-メ)
□ 実習帳	!! 「命！命でしょ！学生のぉっ！」(>_<)
□ 筆記用具	!! 「だから…命でしょうがっ！」(-_-;)
□ 身だしなみ	!! これからどこへ…学生さん、実習ですよ！
□ 髪	!! 束ねたつもりが「巣？何鳥飼ってるの」(+_+)
□ カラー	!! 明るいカラーは入室禁止
□ 腰回りの露出厳禁	!! おへそ、下着を見せて周囲に不快感をばらまく勘違い服装
□ さわやかな化粧	!! 実習中つけまつげがはずれ、患者さんの視線がこちらに
□ 短く清潔な爪	!! ネイルアートにかける時間を学習に！
□ 機能的なシューズ	!! しまった！小学校なのにブーツできてしまった (~_~)

ステップ6　ワーク②　自己チェックをしてみよう！

　上記の「表8　実習開始前のチェックリスト」のポイントをチェックし、□の中に ✓ を入れてみましょう。友だち同士で確認するのもいいかもしれませんね。

CHAPTER I　実習効果を高めるための準備

2）守秘義務の遵守

　実習中に知り得た対象者のプライバシー（個人の情報）を他に漏らしてはいけません。ついうっかりしてしまうのは、実習記録に対象者の氏名を書き込んでしまうことです。アルファベットの頭文字1字で「Hさん　女性　36歳」というようにまとめるとよいでしょう。その他にも、罹患している疾患名や対応法、家庭的な事情など配慮を要する情報が多々あります。特にこれらの情報を記載した実習記録やメモは、ぜったいに落としたり、なくしたりしないようにします。そして、実習中、実習終了後も一切口外しないようにしましょう。

　臨地実習では、対象者の健康支援を成功させるために、「人」の背景に深く関わることが多いのです。そのため、実習生の受け入れの際、誓約書の提出が義務付けられている実習施設もあります。また、学校側に対してもその誓約を行うこともあります（表9）。守秘義務（表10）は必ず守って倫理的、道徳的配慮のできる歯科衛生士を目指しましょう。

表9　学校側への誓約書

臨床臨地実習参加に関する誓約書

サボテン歯科衛生士専門学校
校長　針山　とげ太郎　先生

　私＿＿＿＿＿＿＿＿＿＿＿＿は、下記の臨床臨地実習施設において、実習に際し、実習施設の指導者のもとに、規則を守り、実習に励むことを誓約いたします。
　また、この実習上知り得た情報を外部に漏洩させないことをここに誓約いたします。これらの守秘義務は実習終了後も継続するものとします。
　特に患者さん及び対象者さんの個人情報については、細心の配慮を用い、その守秘義務の履行に努めます。また、スタッフの個人情報にあっても同様の扱いをいたします。
　後日、私が前述の義務を怠り、これらの守秘すべき情報を漏洩した結果生じた損害については、私が責任をもってこれを賠償し解決を図ります。

　　　　　平成　　　年　　　月　　　日

　　　　　　　サボテン歯科衛生士専門学校　第36期生

　　　　　　　実習生氏名　　　　　　　　　　　㊞
　　　　　　　住所
　　　　　　　連絡先　自宅 TEL（　　　）　－
　　　　　　　携帯 TEL

記

期　　間	実　習　施　設　名
Ⅰ　5月15日～5月26日	
Ⅱ　5月29日～6月9日	
Ⅲ　6月19日～6月30日	
Ⅳ　7月3日～7月14日	

1. 実習の心得

表10 歯科衛生士の守秘義務

> **歯科衛生士法（昭和23年7月30日　法律第204号）**
>
> 【秘密を守る義務】
> 第13条の5　歯科衛生士は、正当な理由がなく、その業務上知り得た人の秘密を漏らしてはならない。歯科衛生士でなくなった後においても、同様とする。

3）感染予防対策

　さまざまな場所で活動する臨地実習の場は、歯科診療室の環境とずいぶん違うように感じられるかもしれません。しかし、感染予防の基本は変わりません。

　基本とは、①私たちの手指を介した対象者間の交差感染、②私たち自身が感染から身を守ることです。そのための対策としての、清潔・不潔の区別をしっかりつけることや、手洗いの励行などは歯科診療室と同じです。対象者への直接行為を行う場合は、その内容に応じてグローブ、マスク、ゴーグルの着用を行います。

　ところで、臨地実習の現場と実習室や歯科診療室では活動を実施する場所が大きく異なります。歯科診療室以外の場で実施される事業では、必要な器械、器具類を運搬し移動させる必要がでてきます。ここでも感染予防対策を心がけましょう。例えばその際、専用ケースに収まらない小さな器具類などは、プラスチックケースを利用します。ケースの中は清潔域にしましょう。いざ実習が開始されると、器具類の出し入れにより、清潔域の確保が困難になる時があります。また、運搬中に汚れたケース（図4）を机の上に置いたりしていませんか？

　使用する器材は、1対象者ごとに一緒にラッピングして滅菌することで（図5）、さらに必要器材が取り出しやすくなり、清潔・不潔の区別がつきやすくなります。また、器材の

図4左　運搬用ケース積み込み時
図4右　運搬用ケースの誤った置き方

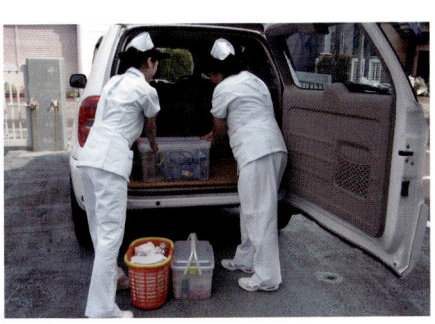
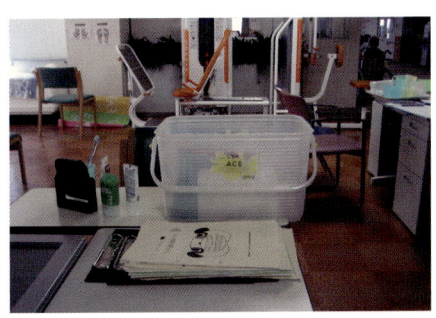

図5　1対象者ごとのラッピング（例：スケーリング）

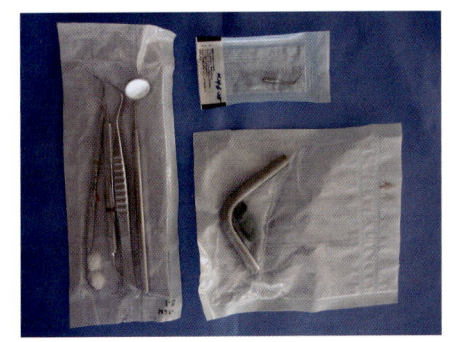

CHAPTER I 実習効果を高めるための準備

配置を工夫し、実習が安全でスムーズに実施できるよう皆さんも考えてみましょう（図6）。

また、手洗いが十分にできない場合もあります。そのような場所では対象者ごとにグローブを交換し、速乾性擦り込み消毒剤を使用しましょう。使ったグローブや汚物は、分別できるよう小さなゴミ袋を数枚用意していくと便利です。

皆さんの多くの学校では、健康診断とともにインフルエンザ、B型肝炎等の感染予防対策を実施し、臨床臨地実習に備えていることでしょう。その他にも、臨地実習先では実習条件として、健康診査や検便を求めるところもあります。対象者と皆さんとの両方の安全性を高める取り組みですので、進んで協力しましょう。

特に施設や学校での実習や歯科健診や歯科保健指導では、対象者が集団化します（図7）。自身の健康管理にも留意し、実習に取り組めるよう体調を整えることも基本です。

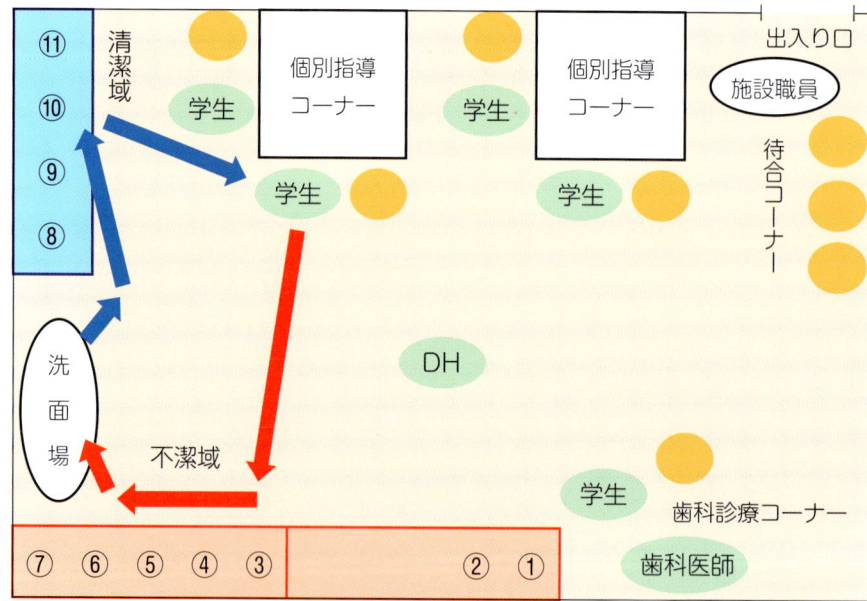

図6 知的障害者施設での一方通行作戦一例（器材の配置が工夫されている）
①超音波スケーラー
②吸引装置
③ゴミ（不燃）
④ゴミ（可燃）
⑤汚物（洗浄可）
⑥汚物（医療廃棄物）
⑦使用済器材（要滅菌）
⑧消毒薬
⑨グローブ
⑩マスク
⑪予備の器材・薬品等

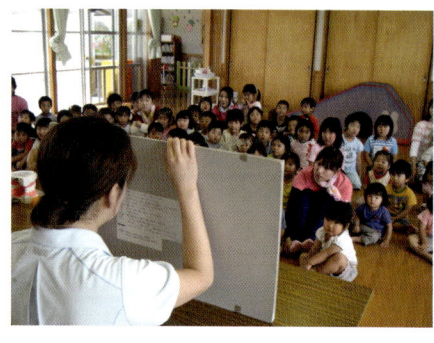 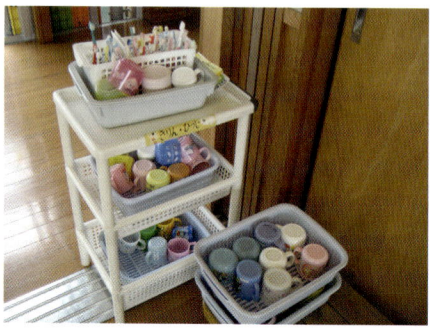

図7左 保育園での臨地実習
図7右 園児の歯磨き用具

ステップ7 臨地実習で特に注意するポイント

（1）学校の実習室や歯科診療室から現場への移動に伴う器械、器具類の運搬管理
（2）現場での器械、器具類の配置
（3）汚物処理
（4）現場での水回りの確保
（5）対象者は集団が多い

1. 実習の心得

4）事故防止

臨地実習でも歯科診療が行われる場合は、臨床実習と同じく麻酔カートリッジ針の離脱時やバー、ポイント、インスツルメントなどによる刺傷などの事故に留意します。しかし、臨床実習の場面のように待合室と歯科診療室が区別されていない場合がほとんどですので、対象者を巻き込む事故にも注意しなければなりません。例えば、対象者が器械、器具類に触れたり、持ち出したりするなど、不用意に触れるチャンスを作らないようにしましょう。

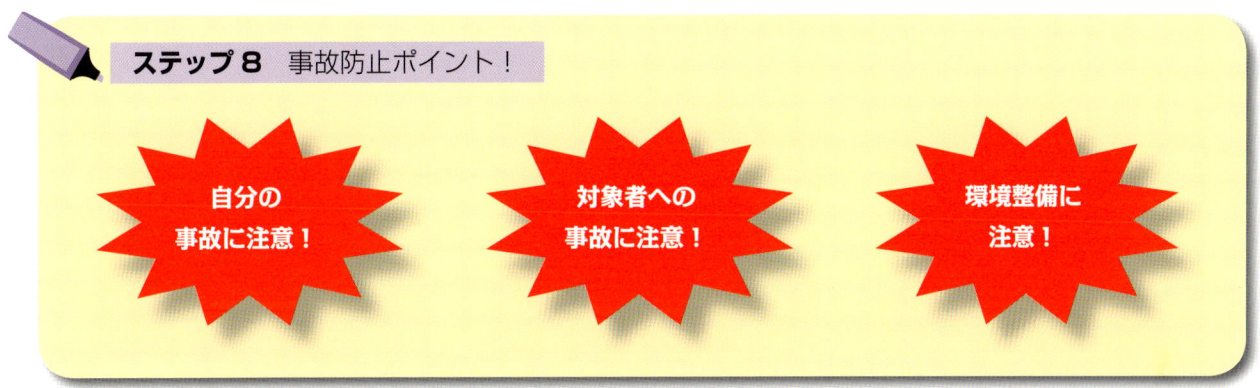

ステップ8　事故防止ポイント！

- 自分の事故に注意！
- 対象者への事故に注意！
- 環境整備に注意！

5）事故発生時の対応

事故が発生した場合は①現場の実習指導者、担当教員にすぐ申し出て②緊急時の対応（表11）と指示を受けます。それぞれの学校や実習施設で事故発生時の対応はマニュアル化されています。実習開始前のオリエンテーションで確認しておきましょう。

また、起きてしまった事故（アクシデント）や重大な事故につながりかねない出来事（インシデント）は、必ず学校にも報告します。その内容は、学校で文書化されて報告書が作成されます。そして、その報告書（表12）は再発予防に役立てられます。

自分ではたいしたことではないと思っても大変なこともあるので、ありのままを報告しましょう。

表11　緊急時の対応（例）

現場の指導者（一番近いところにいる人）に報告		
ケース	よく起こる事故 \(◎o◎）／！	対　応 (*^_^*)
1	刺傷した！	直ちに血液を押し出し、大量の流水で十分に洗い流す
2	目に入った！	直ちに流水または生理的食塩水で洗い流す
3	口に入った！	直ちに大量の水ですすぐ
4	器具・備品を破損した！	速やかに報告する
5	対象者の服に歯垢染色液をこぼした！	速やかに報告する

表12 事故およびインシデント報告書の一例

事故およびインシデント報告書

報告書（事故・インシデント）　　　　　　報告日：平成　　年　　月　　日（　）

学生氏名	学籍番号：　　　　　　　氏名：
発生日時	平成　年　月　日（　）　午前・午後　時　分
発生場所	
対象者 （本人・対象者）	氏名：　　　　　　　　　　年齢： 病名：
事故または インシデント の概要	□学生自身　□対象者　□器具、備品破損等の事故　□その他
事故発生の 状況と経過	（具体的な状況、実習現場での対応、学校への報告、医療機関への受診・連絡、対象者本人・家族への説明、その反応など）
事故発生の原因 学生の意見	
担当教員の 考　　察	①未然に防ぎ得たことであれば、どうすれば防止できたか？ ②今後に向けての改善点

担当教員氏名　　　　　　　　　　　　　　　㊞

確認日	校長	事務局長	教務主任	専任教員	専任教員	専任教員	専任教員
㊞							

1. 実習の心得

6）各種保険の加入

　各学校で皆さんの実習中の事故に備えて、臨床臨地実習に関する事故損害補償各種保険への加入が行われています。保険には、たくさんの種類がありますが、①学生自身の損傷（学生生徒災害障害保険等）と、②実習中に誤って他人にケガをさせたり、実習施設の器材を損傷させた場合などに適応される損害賠償（医療分野学生生徒賠償責任補償制度等）があります。

　実習開始前のオリエンテーションで確認しておきましょう。

7）その他の注意すべき点

　実習中は台風等の災害にみまわれることも少なくありません。各学校で決められた対応ができるようにしましょう。

　セクシャル・ハラスメントを受けたと感じた場合は、速やかに学校に相談しましょう。実習指導者や対象者からの場合が考えられますが、逆に実習生自身が実習先から訴えられることのないように十分注意しましょう。

　対象者とのコミュニケーションの取り方にも配慮します。皆さんの言動が対象者の精神状態にも影響を与えることがあるので、感情を高ぶらせることがないように注意してください。

MEMO

CHAPTER Ⅰ　実習効果を高めるための準備

2. 事前学習の意義

　臨地実習を成功させるためのカギは事前学習にあります。学習準備が不十分だと自信をもって実習に臨めないからです。学校の授業では、基礎知識を高めるための受動的な学習が中心でしたが、実習現場では主体的な行動が求められます。その行動の原動力となるのがこれまでの皆さんの学びなのです。

　その「学びの引き出し」の中から、各現場に必要な知識や技能を選び出し、旅行バックに整理しながら詰めていく作業が事前学習と想像してみましょう。そうすると「実習帳」が「旅行バッグ」となり、最低限必要な準備物以外に旅をさらに楽しくしてくれそうな資料や便利グッズも用意したいものです。実習満足度の高かった人の実習帳には、アイデアがいっぱいです。そして、それがきちんと分類されていて必要な時にさっと取り出せるようになっているのです。

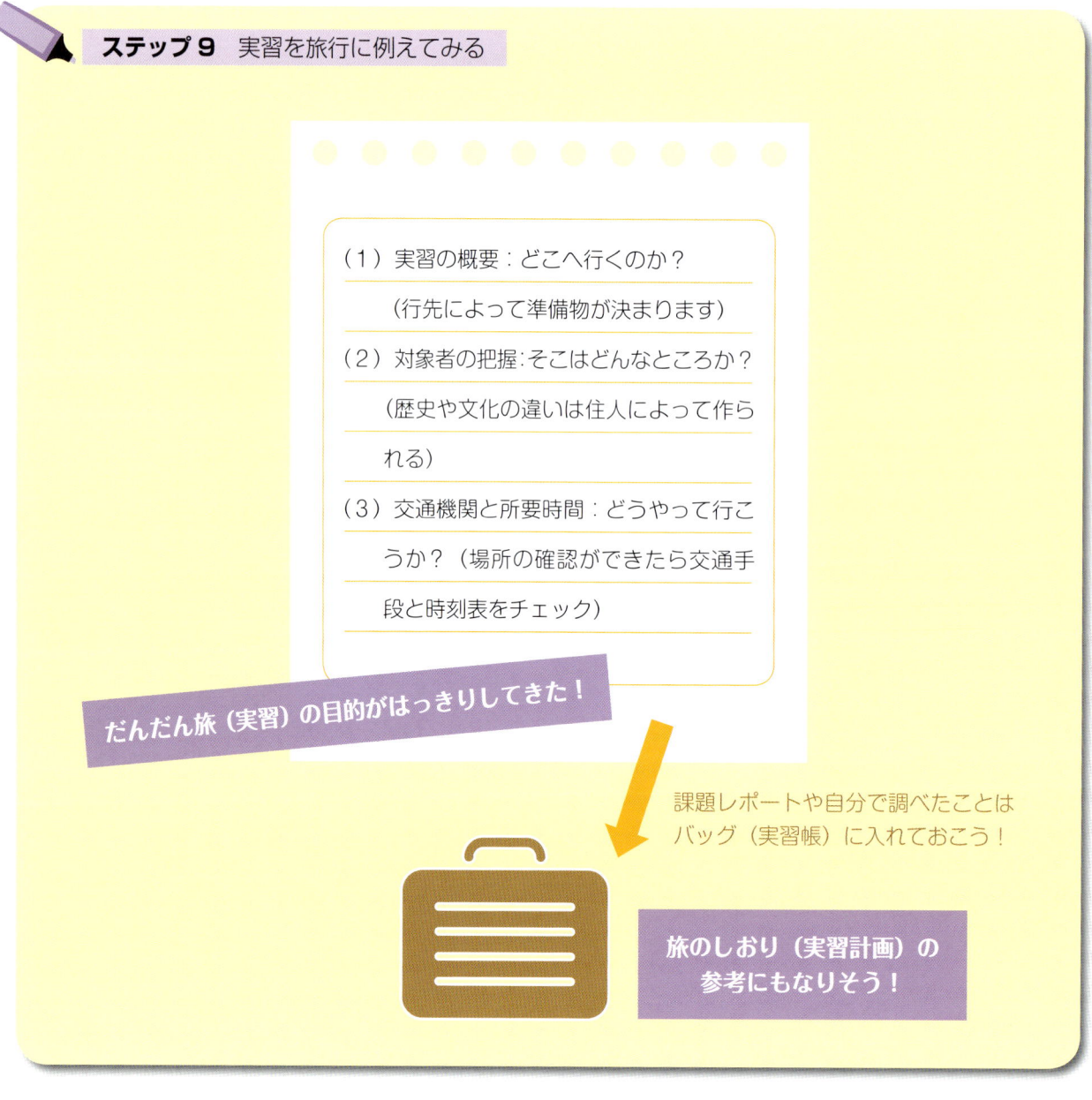

ステップ9　実習を旅行に例えてみる

（1）実習の概要：どこへ行くのか？
　　（行先によって準備物が決まります）
（2）対象者の把握：そこはどんなところか？
　　（歴史や文化の違いは住人によって作られる）
（3）交通機関と所要時間：どうやって行こうか？（場所の確認ができたら交通手段と時刻表をチェック）

だんだん旅（実習）の目的がはっきりしてきた！

課題レポートや自分で調べたことはバッグ（実習帳）に入れておこう！

旅のしおり（実習計画）の参考にもなりそう！

2. 事前学習の意義

1）実習概要の理解

　歯科衛生士の活動場所の多様化と共に皆さんが実習する現場もさまざまです。そのため、臨地実習として参加する事業の概要、すなわち対象者、事業内容や施設、関連職種等を事前に理解しておく必要があります。

　概要は、各学校での臨地実習要項やオリエンテーション、施設職員あるいは実習指導者から事前講義で学びます。また、実習に関連した内容の文献や、「臨地実習HAND BOOK」もおおいに活用しましょう。さらに、事前に実習前の事前訪問を行い、実際の現場見学や、実習の打ち合わせを行うことも効果的です（表13）。指導者と皆さんが実習に入る前に顔見知りになっていると安心感が持てます。

2）対象者の把握

　概要を理解したら、さらに対象者の把握を行います。年齢は？生活背景は？疾患の特徴は？歯科的問題点は…？など対象者の情報収集が重要です。特に集団歯科保健指導を行う場合などは実際に指導する場所、設備の確認をしておくと実習計画や準備がはかどります（表14）。

3）実習場所への交通機関と所要時間

　実習先への移動の基本は、徒歩あるいは自転車、電車、バス等です。交通手段は公共交通機関の利用が原則です。自家用車での移動は駐車場の確保や万一事故を起こした場合を考えると適切ではありません。しかし、行先が公共交通機関の利用が困難な場合や、実習施設が自動車の利用を許可し駐車場の確保ができる場合は、学校に申請し、許可をもらいましょう。

　実習場所への所要時間は、場所の確認を兼ね、一度確かめてみるとよいでしょう。時間帯によって、混み具合や所要時間が違ってくるかもしれません。遅刻厳禁はもちろん、余裕のあるスタートで実習を始めたいものです。

表13　実習概要を理解するためのチェックリスト

ねらい「何を学びに行くのか明確に目的意識を持つこと」

- ☐ 臨地実習要項（各学校で作成される）
- ☐ オリエンテーション
- ☐ 現場の指導者による実習前の事前講義
- ☐ 文献
- ☐ 臨地実習 HAND BOOK
- ☐ 事前訪問

表14　対象者を把握するためのチェックリスト

ねらい「対象者の問題点やニーズをさぐる」

- ☐ 年齢構成
- ☐ 生活背景
- ☐ 抱える疾患の特徴
- ☐ 歯科的問題点
- ☐ 要望（ニーズ）

- ☐ 指導場所
- ☐ 設備
- ☐ 対象者持参物の確認

CHAPTER I 実習効果を高めるための準備

3. 実習をイメージしてみよう！

次に実習をイメージしてみましょう。実習の大きな流れ（図8）をつかみ、実習開始前の最終チェックを行います。

図8 実習全体の流れ

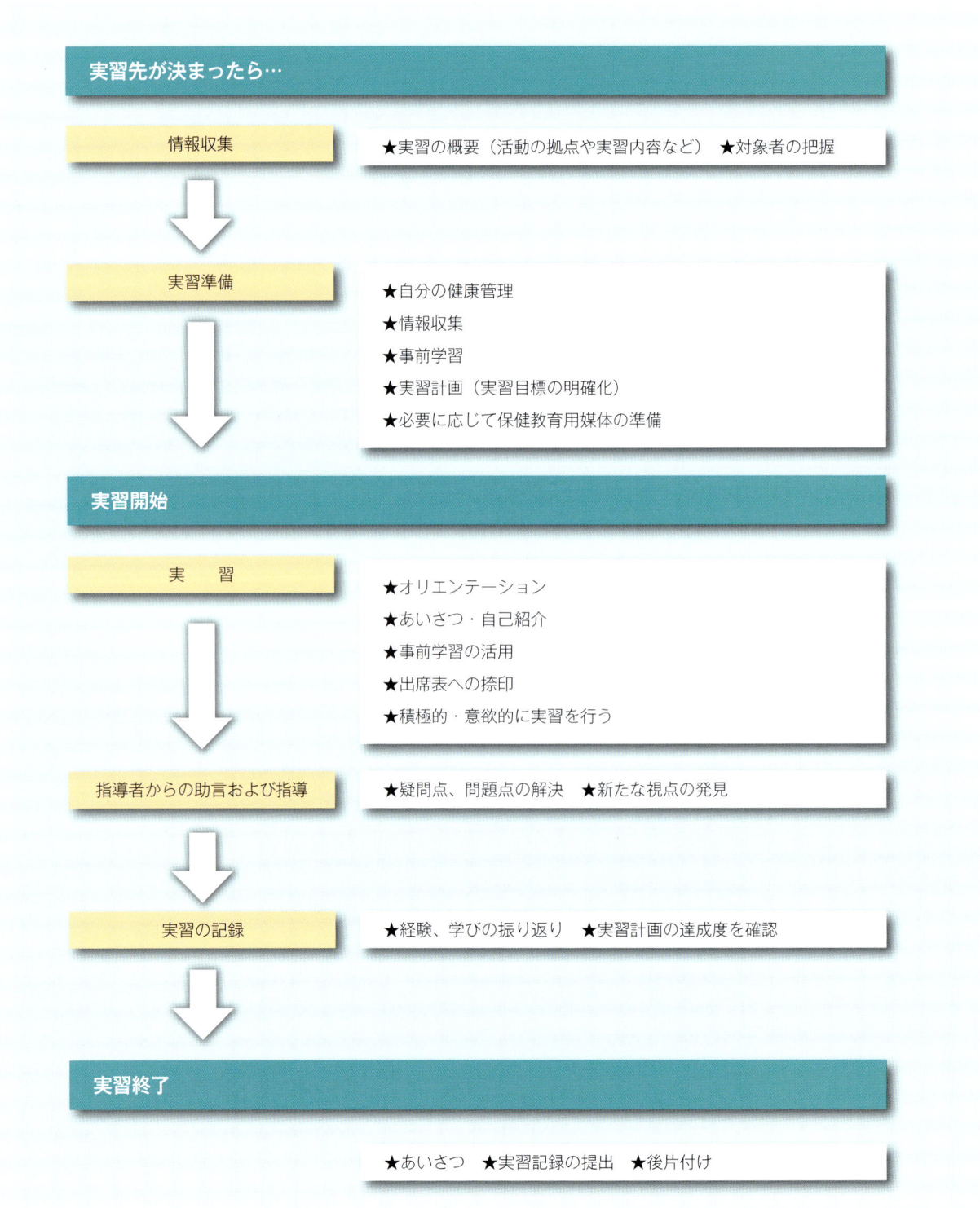

3. 実習をイメージしてみよう！

1）あいさつ・自己紹介

　あいさつ・自己紹介は、指導者や職員のほか、対象者へも行います。明るく大きな声でさわやかに行いましょう。実習開始前は、指導者も現場で準備に追われていることが多いので、その場合は簡単なあいさつにとどめておきましょう。「忙しそうだったので声がかけにくかった」という学生の言い訳に対し「あの学生はあいさつさえもしなかった」という、まさかの注意を受けることがあります。「タイミングを逃してしまった」は通用しないのです。

　また、第一印象に大きく影響するのがあいさつです。お世話になる謙虚な気持ちを言葉と態度で表現できるよう心がけてください。

2）出席表

　実習の出欠は、出席表に記録します。実習日、実習時間の開始および終了が記載されます。実習担当者の捺印を必要とするものや出勤表のように自分で捺印をする場合もあります。どちらにしても時間には余裕をもって、決められた時間より早く開始できるよう準備を整えておきましょう。

　やむを得ない理由により欠席、遅刻、早退をする場合は、必ず事前に学校と実習施設に届け出て許可を得るようにしましょう。緊急の場合は電話で届け出ます。そして、出席表にはその日時や理由を記載しておきましょう。

3）実習記録の提出

　実習記録は毎日書きます。実習中に指導を受けたことや、書き留めておきたい事柄もたくさんあるため、小さなメモ帳を持ち歩く習慣をつけましょう。

　実習記録の提出は、毎朝あるいは実習終了時に提出し、実習の指導者の検印および指導を受けます。実習記録は用紙をファイルに閉じるタイプが便利です。

4）実習終了日

　実習の終了日には、感謝の気持ちを伝えて実習の締めくくりとします。実習指導者をはじめ、お世話になった方々にあいさつをして帰りましょう。

CHAPTER II

歯科衛生士の活動の場を知ろう！

CHAPTER II

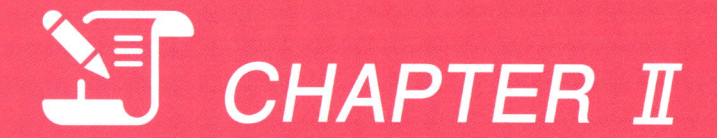

歯科衛生士の活動の場を知ろう！

　本章は、皆さんがリアルに実習をイメージできるように事例を中心にまとめました。実際に現場で活躍している歯科衛生士から実習に対する視点やアドバイス、工夫する点などが具体的にあげられていますので事前学習の参考にするとよいでしょう。事例ごとに関連職種の欄があるのも特徴です。多くの職種と協働で行う健康支援に歯科衛生士も深く関わっていることを確認できるでしょう。

　ところで、皆さんは在学中にここにあるすべての事例を臨地実習で体験できるわけではありません。また、同様な実習でも実習先によって内容が違う場合もあります。しかし、対象者への健康支援というゴールは同じです。体験できない臨地実習もハンドブック上で疑似体験をしてみましょう。あまりの活動の場の広さに歯科衛生士という職業の幅、奥行きに驚くかもしれませんよ。

MEMO

事例の見方

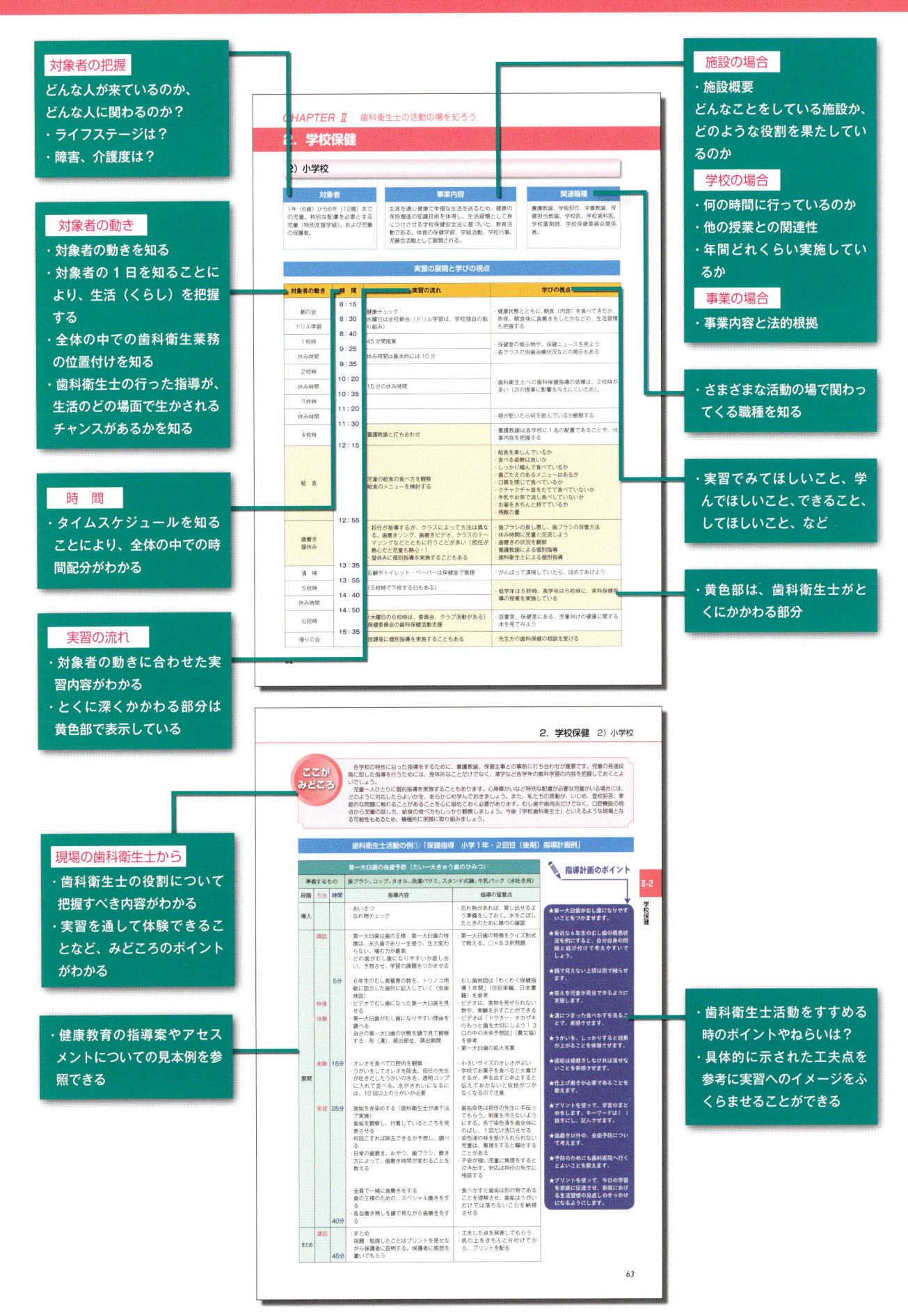

対象者の把握
どんな人が来ているのか、どんな人に関わるのか？
・ライフステージは？
・障害、介護度は？

対象者の動き
・対象者の動きを知る
・対象者の1日を知ることにより、生活（くらし）を把握する
・全体の中での歯科衛生業務の位置付けを知る
・歯科衛生士の行った指導が、生活のどの場面で生かされるチャンスがあるかを知る

時間
・タイムスケジュールを知ることにより、全体の中での時間配分がわかる

実習の流れ
・対象者の動きに合わせた実習内容がわかる
・とくに深くかかわる部分は黄色部で表示している

現場の歯科衛生士から
・歯科衛生士の役割について把握すべき内容がわかる
・実習を通して体験できることなど、みどころのポイントがわかる

・健康教育の指導案やアセスメントについての見本例を参照できる

施設の場合
・施設概要
どんなことをしている施設か、どのような役割を果たしているのか

学校の場合
・何の時間に行っているのか
・他の授業との関連性
・年間どれくらい実施しているか

事業の場合
・事業内容と法的根拠

・さまざまな活動の場で関わってくる職種を知る

・実習でみてほしいこと、学んでほしいこと、できること、してほしいこと、など

・黄色部は、歯科衛生士がとくにかかわる部分

・歯科衛生士活動をすすめる時のポイントやねらいは？
・具体的に示された工夫点を参考に実習へのイメージをふくらませることができる

CHAPTER Ⅱ　歯科衛生士の活動の場を知ろう！

1. 母子保健

1）両親学級

対象者	事業内容	関連職種
出産を控えたカップル。	母子保健法第9条に基づいて行われている事業。母子保健事業サービスや制度の紹介、沐浴の実際、妊婦体験、赤ちゃんと両親の口の衛生、両親の栄養をはじめ、ベビー用品紹介、地域での子育て仲間作りについて情報を提供する。	施設センター長、事務職員、保健師、助産師、管理栄養士、歯科衛生士。

実習の展開と学びの視点

対象者の動き	時　間	実習の流れ	学びの視点
夫婦で来所	13：00	受付 ・参加者をグループに分ける ・A〜Hグループ ・1グループ 5〜6組 （1組2人パパとママになる人）	・妊婦のようす
オリエンテーション	13：10	（各コーナーを2グループずつ①〜④のコーナーを時間で移動する）	・今日の事業の概要
夫：沐浴実習 妻：見学	13：20	1. お風呂コーナー グループ（1グループ5〜6組）に分かれる 赤ちゃんをお風呂に入れる実習の見学	・住所の近い夫婦を同グループとして、互いに自己紹介をすることで交流のきっかけ作りをする
夫：妊婦スーツ着用	14：00	2. ママの体験コーナー 父親が母親の体験をするため、妊婦スーツの着脱などの援助	・沐浴で親しくなり、参加者が自主的に妊婦スーツの着脱援助を行うようすの確認
夫婦：聴講	14：20	3. 唾液から口を知るコーナー 赤ちゃんの口と親の口の違いについて、体験を通して学ぶ	・赤ちゃんの口を上手にケアするテクニックの伝え方
夫婦：実物の確認	14：40	4. 赤ちゃんとの生活コーナー 栄養：妊娠中、乳幼児の食品（食品の摂り方） ベビー用品：育児に必要な品物の陳列	・参加者同士の交流
アンケート記入	15：00	アンケート回収 終了	・メールアドレスの交換など仲間づくりの兆し

1．母子保健　1）両親学級

ここがみどころ

両親学級の申し込みのほとんどは妻が申し込んでおり、夫から申し込むケースは少ないようです。仕事で忙しい夫は、妊婦になった妻に対してどのようにサポートしてよいのかわからない人が少なくない状況です。特に妊婦体験は好評で、8キロの妊婦スーツを身につけて階段の上り下りや寝起きをしたり、重い荷物を持ってみたりすることで、妊婦である妻の辛さが理解でき、今後どうサポートするべきかを考えるよい機会になっています。

妊娠中の妻を思いやり、二人で新しい家族を迎える準備をする手助けをする事業です。各夫婦の反応や感想を聞いてみると興味深いでしょう。

歯科衛生士活動の例「健康教育（集団）」

対象	出産を控えた夫婦（妊娠中期から後期）1グループ5～6組　4～5回実施
主な指導者	歯科衛生士、保健師
指導目的	・親となる心構えとして、両親の役割を理解し、乳幼児の特徴を知り、扱い方を学ぶ。二人で、積極的に育児に参加するよう、体験を通じて学習する
準備するもの	・手鏡、口腔機能についての媒体、口腔衛生グッズ
使用媒体	・パネル（赤ちゃんの口と大人の口の違い、赤ちゃんの口の変化）
会場設営	ホワイトボード／机／椅子（2脚）×5組
開始前	・沐浴や妊婦体操の実習後、会場を移動する ・話の前に唾液を採取し、潜血反応をチェックする（話をしている間に結果を記入し渡す）
指導内容	①乳児の口の機能を知る（成人との違い） ②乳児の口を観察・触ること（口の原始反射を学ぶ） ③親として自身の口腔衛生・疾患予防（唾液を媒体として） ④潜血反応の結果を説明し、親の口腔状況の悪い人に口腔ケアをするように勧める
展示物	・口腔機能向上を手助けするグッズ（市販の口を使うおもちゃ） ・口腔衛生グッズ（市販のフッ化物、歯ブラシ、フロスなど）

指導計画のポイント

★夫婦そろって参加することで、生まれてくる子どもと自分自身の口腔機能や口腔疾患を一緒に学ぶとてもよい機会です。

★生まれた子どもの口の中を観察するポイントや口を使うおもちゃであやしたり、遊ぶことなどで、誕生前から赤ちゃんの口腔に関心を持ってもらいます。

★食育や言葉の獲得について学ぶ大切な機会になります。

CHAPTER Ⅱ　歯科衛生士の活動の場を知ろう！

1. 母子保健

2）乳児健康診査

対象者	事業内容	関連職種
生後3～4ヵ月児と母親（保護者）。時には父親や祖父母。	成長状況のチェックをする。疾病や障害を早期発見し、早期治療、養育に結びつけるとともに、保健・栄養相談および指導等を行うことで保護者の育児不安の解消を図る。母子保健法に基づく事業。	医師、保健師、看護師、助産師、栄養士、歯科衛生士、事務職員、心理相談員。

実習の展開と学びの視点

対象者の動き	時　間	実習の流れ	学びの視点
バギーに乗せてまたは抱っこをして来所（父や祖父母と同伴）	9：00 9：05	開始のあいさつ（事務職員） 事業の流れの説明 1～3グループに分けて、呼び出す 予診（インテーク） 　　　（保健師・看護師）	・ボードに流れが記載してあるので、確認する ・保健師と親子の面接のようす ・母子管理カードの記入方法)
待っている間、育児に関するビデオ観賞	9：10 9：15	計測（看護師） 身長・体重、発育状態を観る	・身長、体重、カープ指数 ・母子手帳利用法の確認
待っている間、育児に関するビデオ観賞		診察（医師・保健師） 内診・定頸状態・反射	・医師と母親との会話 　（説明の仕方、親の心配）
それぞれの親が子どもの抱き方、おむつの替え方を観察する	9：25	個別指導見学 （栄養士・保健師・助産師）	・栄養相談 ・要精密検査児への指導、家族計画、母乳相談 ・EPDS高得点者の指導およびフォロー、要経過観察児
唾液をスムーズに出す	9：38 9：40	個々の唾液を調べる（歯科衛生士）	・唾液（つば）を快く出してもらうためのテクニックをみる
1子目の親は熱心に話を聞いている（両親で参加もチラホラ）		集団指導見学 （保健師・歯科衛生士・栄養士）	・予防接種に関する説明 ・乳児の口腔機能と衛生 ・離乳食の種類、量、内容、与え方と口腔機能との関係
1グループ終了	10：20	終了 ※同様に2～3グループ見学	
繰り返し、3グループを行う すべて終了	12：00	母子管理カードのチェック 関連職種による情報交換会に参加	・参加することで、対象者の状況を知ることができ、対応の仕方を理解する
		母子管理カードに潜血のレベルを記入する	

1. 母子保健　2）乳児健康診査

ここがみどころ

出産後、そろそろ子どものいる生活のリズムが整い始める時期ですが、産後の心身の変化とともに口腔内も気になる頃です。そこで、妊娠中の口腔状況などを尋ね、潜血反応を行い、産後の口腔状況に関心を持たせ、口腔状況によっては、成人歯科健診や区民歯科相談の機会を紹介します。

歯科衛生士活動の例①「健康教育（集団）例」

対象	乳児健診に来所した保護者（母親、時には父親、祖父母）
主な指導者	歯科衛生士、保健師、栄養士
指導目的	・乳児期の口腔衛生の方法やその役割と口腔機能の発達を理解する
指導目標	①乳児の口腔内を観察する。成長とともに、変化することを学ぶ ②口遊びの大切さを知る。具体的な遊び方を学ぶ ③乳児期の飲食物の与え方。口腔の発達に合わせた食物の選び方を学ぶ 　手づかみ食べから道具（スプーン、フォーク、箸）の使い方を学ぶ
準備するもの	サリバスター、タイマー、筆記用具、ゴミ袋、結果用紙

段階	時間	指導内容
導入〜展開	10分	保健師より予防接種・家族計画・母子保健サービスの紹介
	10分	集団指導に入る前に唾液潜血反応を見るために、保護者の唾液を採取する（P.44参照）。結果は、母子手帳返却時、結果カードを渡す 〈歯科指導内容〉 ①乳児から幼児にかけての口腔機能の発達（P.45参照） ②口の観察・触ることの必要性（乳歯の萌出期・順序など） ③乳児期の飲食物（離乳食開始前の与え方・内容） ④保護者の口腔衛生（区民歯科相談のPR） 〈使用媒体〉 ①おもちゃ、ガーゼ、ペットボトル、指導用媒体 ②パネル　・赤ちゃんから幼児の前身の発達と口の働き 　　　　　・赤ちゃんの事故の原因 　　　　　・7年間の親の口腔内の出血状況の変化 ③乳児用歯ブラシ・親の口腔ケアグッズ
	20分	栄養士より離乳食のすすめ方
終了後		・潜血反応結果を示す ・結果は、母子管理カードに記載する

指導計画のポイント

★乳児健診は、子どもが生まれてはじめて来所する行政の健診です。

★特に、はじめての子どもを持つ母親の不安は、強いものがあるでしょう。これからの母子保健事業を安心して利用してもらうためにも、職員の対応はとても大切です。

★集団指導の中で、子どもの口腔のことだけではなく、妊婦でいたときの口腔の状態と出産後の状態について、引き続いて関心を向けてもらうために、区民歯科相談のPRを行い、家族の口の健康へとつなげていきましょう。

CHAPTER Ⅱ　歯科衛生士の活動の場を知ろう！

歯科衛生士活動の例②　「乳児から幼児にかけての口腔機能の発達過程集団指導例」

導入：唾液検査の実施

乳児健診時の保護者の潜血反応

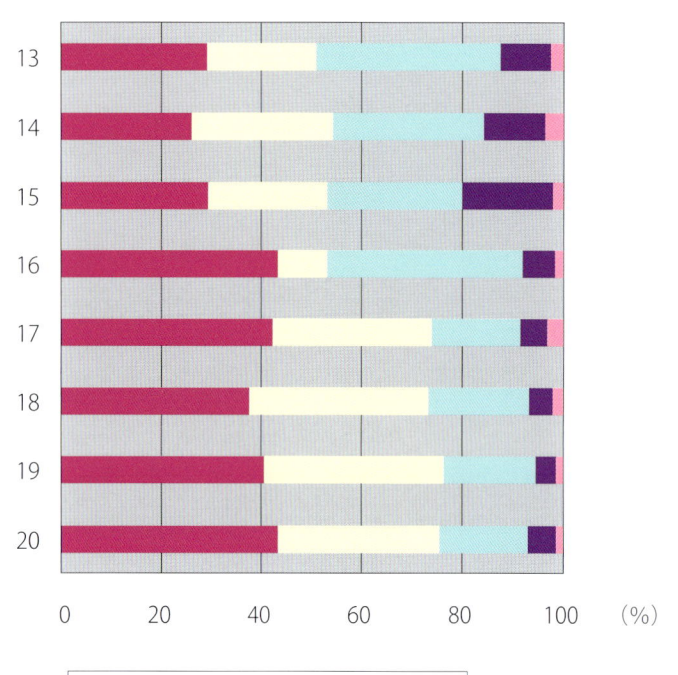

（平成年度）13／14／15／16／17／18／19／20

凡例：■大変心配　■心　配　■少々心配　□注　意　■大丈夫

★保護者に対する過去8年間の口腔内の出血状況変化。

集団指導のポイント

★保護者自身に口腔の健康への関心を持ってもらうためのモチベーションとして唾液を採取し、唾液潜血反応をみます。保護者に自分自身の口腔疾患の予防と治療、口腔の役割などを確認してもらい、子どもの正常な口腔の発達が支援できるよう意識を高めてもらいます。

★近年では左図に示すように口腔内の状況が良好な保護者が年々増えています。

★唾液を検査する際に大事なことは、上記のように「なぜ唾液をとるのか」の目的をはっきりとさせることです。診療所と違い、地域保健の現場では、唾液採取に抵抗を感じる人も多いからです。

展開：集団指導

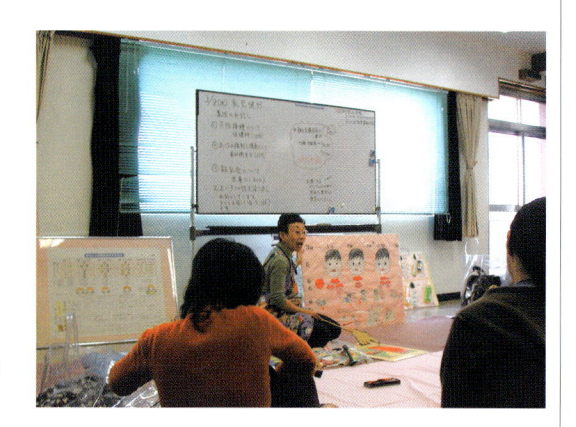

★パネルや媒体を用いて口腔の発達を保護者に伝える。

1. 母子保健　2）乳児健康診査

歯科衛生士活動の例③「乳児から幼児にかけての口腔機能の発達過程　媒体例」

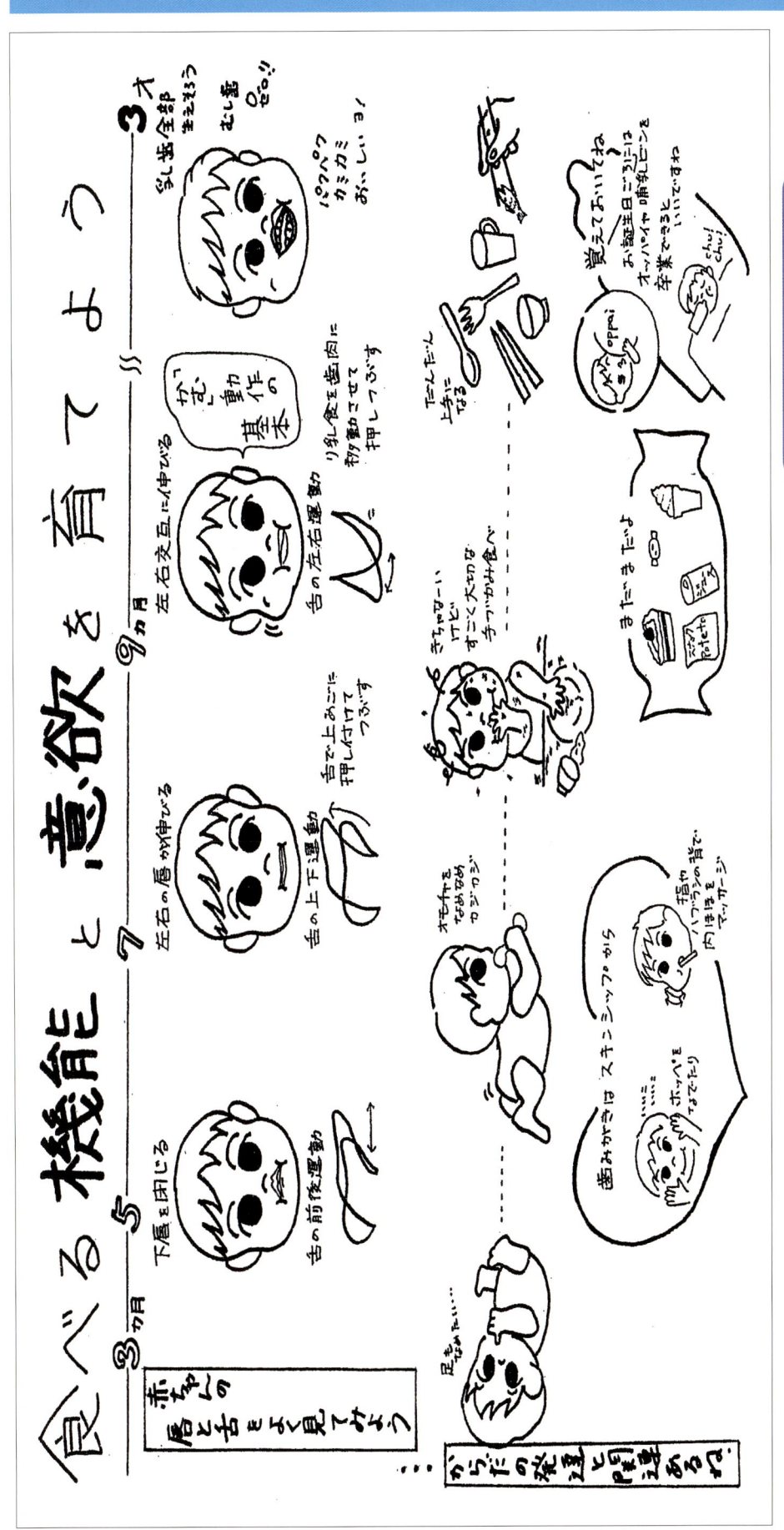

集団指導のポイント

★この媒体は、保護者が自分の子どもの口腔機能の発達が、どの段階にあるかを自分で観察し、それに応じた食べる機能、口腔衛生上の注意点などを示すためのものです。
発達状態は、
①唇の観察
②舌の動きの観察
③体全体の発達に関する観察
から総合判断していくのだということを保護者にも伝えましょう。

★保護者に配る口腔機能発達に関する媒体。

CHAPTER II　歯科衛生士の活動の場を知ろう！

1. 母子保健

3) 育児相談

対象者	事業内容	関連職種
乳幼児、育児にあたる親、家族で、子育てに疑問のある者。	母子保健法第9条に基づく事業。育児に必要な知識の普及・啓発を目的とする。日程は事前に公表している。参加は自由。子どもの発育状況を確認する機会や、子どもやお母さん同士の交流の場づくりになっている。	事務職員、保健師、看護師、管理栄養士、助産師、歯科衛生士、テーマに合わせたゲスト。

実習の展開と学びの視点

対象者の動き	時間	実習の流れ	学びの視点
参加者受付（初回の人、何回も来所する人を受付名簿に自己チェックする）	13：00	受付補助 事務職員、保健師などの業務の見学	・参加者のようすを観察する（はじめて参加する人やリピーターの親子など、家族の状況をみる）
計測		計測（体重・身長を測定し、カウプ指数をみる）	・受付を済ませ計測の順番を待っている間の親子のようす ・他の親子との交流状況
グループ・ワークによるおしゃべり会（楽しそうに参加） グループ 問題発見・問題解決 各グループの発表	13：30 14：30	各グループにスタッフと一緒に入り、司会進行・補助	・顔見知りの親子、家族間のおしゃべりのようすを観察しておく（参加者は、他の幼児のようすをみることで、自分の子どもの状況を理解する） ・グループ・ダイナミックスを学ぶ ・子育ての親の相談内容、親同士の交流のようす観察する
		おしゃべり会終了	・終了後のようす
参加者間でのフリートーク（ママ達がお互いに話し合っている）		自由時間　質疑応答	・どのような内容が話題になっているかを知る
個別相談	15：00	個別相談（来所者からの発育、成長、病気、子育て方法、遊び方など多岐にわたる相談）	・各職種が個別にどう関わっているかを観察する
終　了	16：00	後片付け	
専門機関での振り返り（時間的余裕がある場合に実施）		参加者が帰宅した後、当日の問題点を確認する	・グループ・ワークで行われた内容を確認し、問題点を話し合う場に参加し、保健指導の実際を学ぶ

1．母子保健　3）育児相談

ここがみどころ

生後2ヵ月から3歳未満までの成長・発達過程や親と子の関わり方などを、一度に観察することができます。
　グループづくりの方法はいろいろありますが、計測が終わった順に10組程度になったらグループ・ワークを開始します。月齢で同じくらいのグループにするなどグループの作り方を工夫するとよいでしょう。3から4グループで出した問題や話題について、グループ間で解決策を検討し、良策を全体会で発表し、各職種のスタッフがコメントします。また、先輩ママからアドバイスをもらったり、新しい情報を教えてもらうなど、現役子育て中の親からの話の内容には学ぶものがあり、参加者同士の交流の場としても活用できるので、現在の子育ての問題点を把握しやすい場でもあります。

歯科衛生士活動の例「健康教育（集団）」（グループ・ワークの例）

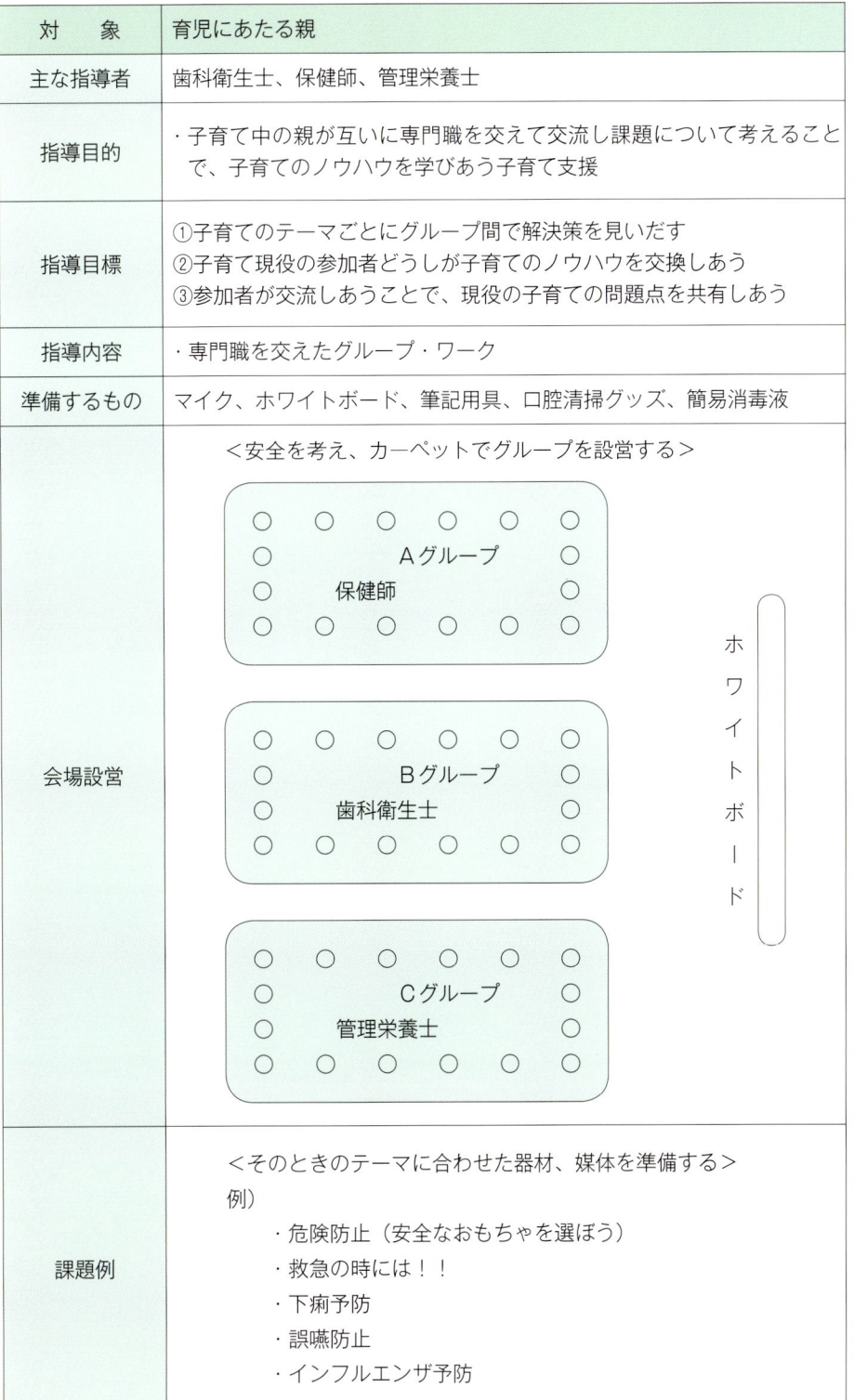

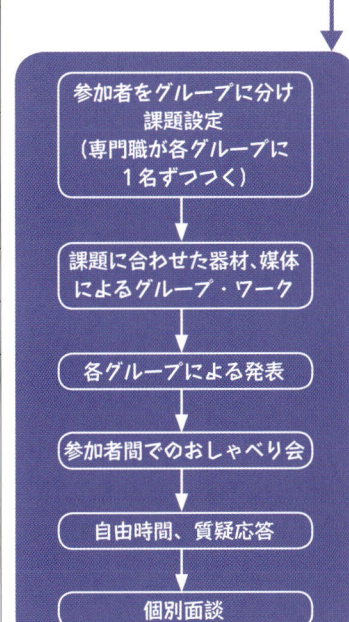

対　　象	育児にあたる親
主な指導者	歯科衛生士、保健師、管理栄養士
指導目的	・子育て中の親が互いに専門職を交えて交流し課題について考えることで、子育てのノウハウを学びあう子育て支援
指導目標	①子育てのテーマごとにグループ間で解決策を見いだす ②子育て現役の参加者どうしが子育てのノウハウを交換しあう ③参加者が交流しあうことで、現役の子育ての問題点を共有しあう
指導内容	・専門職を交えたグループ・ワーク
準備するもの	マイク、ホワイトボード、筆記用具、口腔清掃グッズ、簡易消毒液
会場設営	＜安全を考え、カーペットでグループを設営する＞ Aグループ　保健師 Bグループ　歯科衛生士 Cグループ　管理栄養士 （ホワイトボード）
課題例	＜そのときのテーマに合わせた器材、媒体を準備する＞ 例) ・危険防止（安全なおもちゃを選ぼう） ・救急の時には！！ ・下痢予防 ・誤嚥防止 ・インフルエンザ予防

事業の流れ

参加者をグループに分け課題設定（専門職が各グループに1名ずつつく）
↓
課題に合わせた器材、媒体によるグループ・ワーク
↓
各グループによる発表
↓
参加者間でのおしゃべり会
↓
自由時間、質疑応答
↓
個別面談

指導計画のポイント

★定期的に行うことで、毎回参加する親子のようすや成長を観察することができます。はじめての参加者もリラックスでき、仲間づくりができるような雰囲気やコーディネイト役になることも大切です。

★子育てに問題のある人を育児相談に呼び入れ、地域での仲間づくりを支援します。

★関連職種が連携して、子育てを支援します。

CHAPTER Ⅱ　歯科衛生士の活動の場を知ろう！

1. 母子保健

4）1歳6ヵ月児健康診査

対象者	事業内容	関連職種
1歳6ヵ月児と保護者または養育者（地域により1歳8ヵ月児で実施）。	母子保健法に基づき乳児から幼児へ健やかに成長できる育児環境を整えるために生活リズムを通して食事等の栄養摂取の状態を把握しながら育児や発育を確認する。歯科健康診査の指導からこれからの生活習慣を基本にう蝕予防の歯科保健指導を通して保護者の育児ができるように支援する。	小児科医師、歯科医師、保健師、歯科衛生士、栄養士（臨床心理士）（保育士）（地域ボランティア）。

実習の展開と学びの視点

対象者の動き	時間	実習の流れ	学びの視点
	9：00 12：45 13：00 〜 13：30	実習開始 会場準備 スタッフミーティング	・会場準備終了後オリエンテーション、ケース連絡を受けて情報収集する
来　所 受　付 母子手帳・健診票を提出		受付開始 （保健師等）	・ボードに掲示された流れを確認 ・会場での子どもの動き、母子の関わりのようすを観察（母子関係）
計測（身長、体重）	受付後	計測の見学（看護師）	・標準体重や身長を把握
健診カード記入 （問診票）		健診票（問診票）の設問の種類と項目を確認する	・母親が記入している間に子どもが危ない行動しないかの見守り
オリエンテーション 集団歯科保健指導 （P.49参照）	13：15 〜 13：30	オリエンテーション 集団指導の見学 パネルシアター （例）「○パンマンとフッ素マン」	・楽しい歯磨きの仕方やおやつの摂り方、フッ化物を利用しての仕上げ磨きの習慣化などでむし歯予防の推進策を学ぶ
内科健診 ↓	13：30 〜 受付順に診察して個別指導に入る	内科健診の見学	・内科健診はどこを診るのか ・医師と保護者の対話
歯科健診 （P.50参照）		歯科健診の見学	・嫌がる乳児の対処の仕方、誘導、歯科健診の雰囲気 ・歯科医師と保護者の対話
個別保健指導 ↓		個別保健指導の見学 保健師や助産師が問診や健診カード、母子手帳を確認しながら発育、発達、生活リズム等を個々に応じて指導する	・保健師と保護者や乳児との対話（どのような視点で保護者や乳児へ関わるのか）
個別歯科保健指導 （P.51参照） ↓		個別歯科保健指導の見学 歯科衛生士が保護者の相談内容に応じて指導する	・歯科衛生士と保護者や乳児との対話 ・仕上げ磨きの実践指導 ・むし歯ありの乳児と保護者への指導 ・むし歯予防についての提案
栄養指導 （個別・小集団） ↓		栄養指導の見学	・栄養バランスと一口量の指導 ・卒乳相談
終　了 帰　宅	16：00 〜 17：15	ケース・カンファレンスに参加 （スタッフでのケース検討会） ＊健診を見学しての感想を発表 実習終了	・支援が必要なケースを今後どのように関わるか（保健師、栄養士、歯科衛生士と問題を共有して連携を図る） ケース検討会終了後記録をまとめる

1. 母子保健　4）1歳6ヵ月児健康診査

ここがみどころ

1歳6ヵ月児健診では保健師、栄養士、歯科衛生士がそれぞれの役割を把握し、内科健診、歯科健診、保健指導がスムーズに流れるように協力して実施しています。集団歯科保健指導では限られた時間の中で歯科衛生士が「親子で楽しく学ぶ」をどのようにわかりやすく工夫してむし歯予防を伝えているのか学びましょう。

歯科の場面のみならず、健診会場での親子のようすへの目配りや気配りをし、その情報を健診後のケース・カンファレンス（検討会）で話し合い、今後支援が必要と思われる親子の問題を共有することが大切です。集団歯科保健指導、歯科健診介助、個別歯科保健指導の各場面での歯科衛生士の専門職としての役割を学びましょう。保護者はこちら側の言葉使いや対応に敏感になる人が多いため、個々にあった歯科保健指導ができる能力が必要です。日頃からコミュニケーションを含め、人との接し方や観察する力を身につけましょう。

歯科衛生士活動の例①「健康教育（集団）」

集団指導　事例1

- この時期の集団保健指導は導入としてパペット等を用いた、簡単な手遊びがとても効果的です。
  （例：げんこつ山のたぬきさん、一本橋こちょこちょ、グーチョキパー、とんとんとんひげじいさん等）
- パネルシアター
- 人形劇「○パンマンとフッ素マン」15分

人形劇「○パンマンとフッ素マン」15分

＜ストーリー＞

①音楽にのって○パンマンが登場：
　歯が痛いと困っているバイキンマンは、口を開けないので「ニャー」と大きなお口を開ける練習にネコのニャン太君を呼ぶ。会場の子ども達と一緒に「ニャー」といって口を開け、バイキンマンの口にいるむし歯菌を歯ブラシパンチでやっつける。「歯ブラシパンチだぁ！シュシュッシュ・・・！！」と自分の指をお口の前で動かす。

↓

②さらに、きれいになったバイキンマンの口にミニむし歯があり（CO＝要観察歯）、フッ素マンを呼んでフッ素光線をしてもらい、毎日フッ化物を利用して歯磨きをするシーンを紹介する（むし歯は2～3歳頃に多発することを伝える）。

↓

③最後に子ども達とバイキンマンのようにむし歯にならないように3つのお約束をする。

＜3つのお約束＞

1. 毎日歯磨きしよう（夜は必ず、保護者の仕上げ磨きをする）。
2. おやつは時間を決めて食べよう（のどが乾いたら水か麦茶を飲みましょう）。
3. むし歯になったら歯医者さんに行こう。

④最後に子ども達とみんなで「勇気リンリン」を踊る。

集団指導のポイント

★集団歯科保健指導では対象児に合わせて集中できる時間が限られているので、いかに子どもをひきつけるかが重要です。子どもが集中すれば保護者も安心して聞けます。

★歯科診察前に動物の鳴き声等を言わせて大きく口を開ける練習をします。

★これからむし歯ができやすい時期なので家庭でフッ化物を利用して毎日夜に仕上げ磨きをすることの大切さを伝えます。

★むし歯予防の3つの約束を子どもと保護者（養育者）と一緒に確認して伝えます。

★内科健診と歯科健診では、じっと並んで待つ時間が多いため、その前に気分転換と身体を動かす目的で実施すると効果的です。

CHAPTER Ⅱ　歯科衛生士の活動の場を知ろう！

歯科衛生士活動の例②「健診用紙の記入例」（地域により健診用紙が若干違うが表記内容は母子健康手帳に準じている）

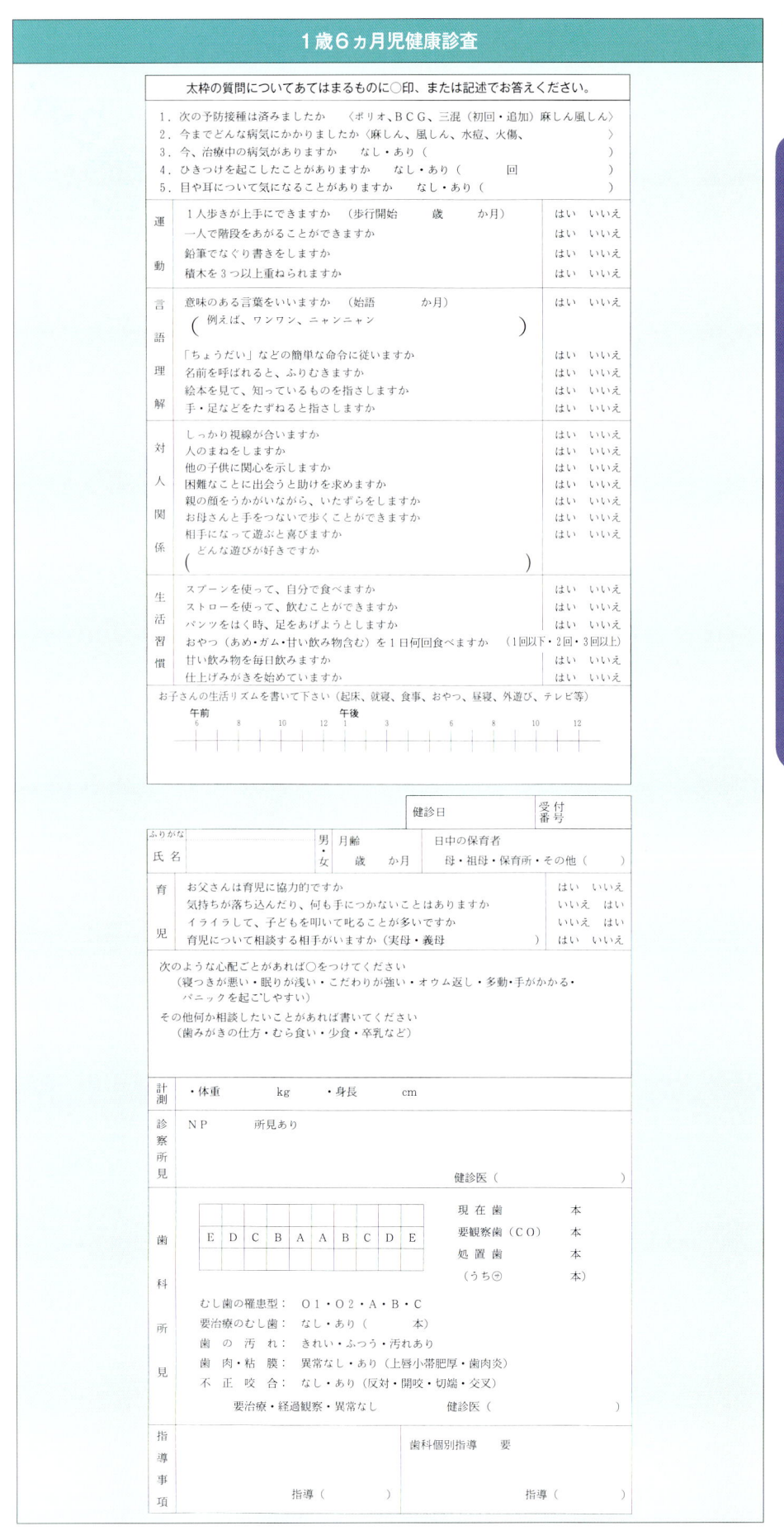

1歳6ヵ月児健康診査

太枠の質問についてあてはまるものに○印、または記述でお答えください。

1．次の予防接種は済みましたか　〈ポリオ、BCG、三混（初回・追加）麻しん風しん〉
2．今までどんな病気にかかりましたか〈麻しん、風しん、水痘、火傷、　　　　　〉
3．今、治療中の病気がありますか　　なし・あり（　　　　　　　　　　　　　　）
4．ひきつけを起こしたことがありますか　　なし・あり（　　回　　　　　　　　）
5．目や耳について気になることがありますか　なし・あり（　　　　　　　　　　）

運動	1人歩きが上手にできますか（歩行開始　　歳　　か月）	はい　いいえ
	一人で階段をあがることができますか	はい　いいえ
	鉛筆でなぐり書きをしますか	はい　いいえ
	積木を3つ以上重ねられますか	はい　いいえ

言語理解	意味のある言葉をいいますか（始語　　か月） （例えば、ワンワン、ニャンニャン　　　　　　　　　　）	はい　いいえ
	「ちょうだい」などの簡単な命令に従いますか	はい　いいえ
	名前を呼ばれると、ふりむきますか	はい　いいえ
	絵本を見て、知っているものを指さしますか	はい　いいえ
	手・足などをたずねると指さしますか	はい　いいえ

対人関係	しっかり視線が合いますか	はい　いいえ
	人のまねをしますか	はい　いいえ
	他の子供に関心を示しますか	はい　いいえ
	困難なことに出会うと助けを求めますか	はい　いいえ
	親の顔をうかがいながら、いたずらをしますか	はい　いいえ
	お母さんと手をつないで歩くことができますか	はい　いいえ
	相手になって遊ぶと喜びますか	はい　いいえ
	どんな遊びが好きですか（　　　　　　　　　　　　　）	

生活習慣	スプーンを使って、自分で食べますか	はい　いいえ
	ストローを使って、飲むことができますか	はい　いいえ
	パンツをはく時、足をあげようとしますか	はい　いいえ
	おやつ（あめ・ガム・甘い飲み物含む）を1日何回食べますか（1回以下・2回・3回以上）	
	甘い飲み物を毎日飲みますか	はい　いいえ
	仕上げみがきを始めていますか	はい　いいえ

お子さんの生活リズムを書いて下さい（起床、就寝、食事、おやつ、昼寝、外遊び、テレビ等）
午前　6　8　10　12　午後　1　3　5　8　10　12

健診のポイント

歯科診察の場面での歯科衛生士の動きを学ぶ。

★スムーズに診察が流れるように歯科医師と記入の仕方や診察内容を確認しておきます。

★1歳6ヵ月児では歯科診察で口を開けるのを嫌がる児が多いので、診察時にパペットやぬいぐるみ、掲示物などで楽しい雰囲気づくりも重要です。

★一般の診療室に比べ、照明も十分ではないので、むし歯や歯の着色などで気になるところがある子の保護者には、診察時に歯科医師にそれらを伝えるように声掛けします。

★歯科診察の結果は上下、左右を間違えず正しく記入します。

★歯科医師の声を聞き逃した時には、その場できちんと確認します。

| | 健診日 | 受付番号 |
| ふりがな
氏名 | 男・女　月齢　歳　か月 | 日中の保育者　母・祖母・保育所・その他（　　） |

育児	お父さんは育児に協力的ですか	はい　いいえ
	気持ちが落ち込んだり、何も手につかないことはありますか	いいえ　はい
	イライラして、子どもを叩いて叱ることが多いですか	いいえ　はい
	育児について相談する相手がいますか（実母・義母　　　　　）	はい　いいえ

次のような心配ごとがあれば○をつけてください
（寝つきが悪い・眠りが浅い・こだわりが強い・オウム返し・多動・手がかかる・パニックを起こしやすい）
その他何か相談したいことがあれば書いてください
（歯みがきの仕方・むら食い・少食・卒乳など）

| 計測 | ・体重　　　kg　・身長　　　cm |
| 診察所見 | NP　所見あり
　　　　　　　　　　　　　健診医（　　　　　　　　） |

歯科所見	E D C B A A B C D E	現在歯　　本 要観察歯（CO）　本 処置歯　　本 （うち⊖　　本）
	むし歯の罹患型：　O1・O2・A・B・C	
	要治療のむし歯：　なし・あり（　　本）	
	歯　の　汚　れ：　きれい・ふつう・汚れあり	
	歯肉・粘膜：　異常なし・あり（上唇小帯肥厚・歯肉炎）	
	不　正　咬　合：　なし・あり（反対・開咬・切端・交叉）	
	要治療・経過観察・異常なし　　健診医（　　　　　　　　）	

| 指導事項 | | 歯科個別指導　要 |
| | 指導（　　　　） | 指導（　　　　） |

50

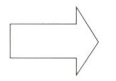

1. 母子保健　4) 1歳6ヵ月児健康診査

歯科衛生士活動の例③「個別歯科保健指導（歯科相談）」指導例

この時期は子ども自身が自分で歯磨きをしても仕上げ磨きを嫌がる時期です。2歳頃からむし歯が発生しやすい時期なので、楽しい仕上げ磨きの実践指導を通して保護者が仕上げ磨きを毎日継続できるように伝えます。指しゃぶりやおしゃぶりの習癖、食事の偏り、生活リズムを確認しながらリスクに応じて個々に合わせた個別指導をしましょう。特にむし歯が多い乳児は家庭や保護者の健康状態に問題がある場合もあるので、保健師や栄養士と問題を共有して連携を図り対応します（謙虚な姿勢で保護者の話を聞くことが大切です）。

✏ 個別指導のポイント

★ 相談内容をしっかりと把握し、対象者に合わせて対応することが大切です。

★ 保護者の話は目を見てきちんとした姿勢で聴きましょう。

★ この時期は仕上げ磨きを嫌がる児が多く、毎日の歯磨きに困っている相談が多いので実践指導を通して仕上げ磨きのコツを伝えます。

✏ 歯科衛生士の役割

★ 歯科衛生士として専門の立場から指導を行い、保護者がむし歯予防を通して安心して育児ができるよう支援します。保健師、栄養士等の他職種と問題を共有して連携をとることが重要です。

★ 子どもの発達、家庭環境、保護者に合わせたアドバイスができるようコミュニケーション能力と信頼される知識を身につけることが必要です。

＜う蝕罹患型＞ / ＜個別指導例＞

O1 むし歯なし／口腔内きれい
→ **まず、むし歯がなかったことをほめる**
・毎日の仕上げ磨きの継続
・家庭でのフッ化物利用の紹介（フォーム、ジェル、洗口液等）

O2 むし歯なし／口腔内汚れありまたは要観察歯あり
→ **むし歯になる可能性が高いことを伝える**
・家庭でのフッ化物利用
・フッ化物溶液の塗布を受け、歯科医院での定期管理を提案
・甘味飲料や甘いおやつの制限
・必要に応じて歯磨きの指導

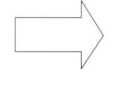

A むし歯あり／前歯部または臼歯部にむし歯あり
→ **歯科医院受診の勧奨**
・甘味飲料、哺乳瓶の使用状況を確認
・甘いおやつの制限
・家庭でのフッ化物利用

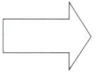

B 前歯部と臼歯部にむし歯あり
C 下顎前歯部を含む、むし歯あり
→ **保健師・栄養士と養育環境を共有し、連携を図り慎重に対応する**
・保護者を責めないでむし歯ができた原因を一緒に考えましょう。
・歯科治療の重要性をきちんと伝え、居住環境をみてどこの歯科医院あたりなら通えるかを話し合いましょう。
・母親の健康状態やネグレクトの問題も含め、養育環境が原因となっている場合は、家庭内の大きな問題と直結していることもあるので、他職種と連携をとり、対応することに心がけましょう。Aと同様

CHAPTER Ⅱ　歯科衛生士の活動の場を知ろう！

1. 母子保健

5）3歳児健康診査（3歳児～3歳6ヵ月児）

対象者	事業内容	関連職種
3歳児と保護者または養育者（地域により3歳6ヵ月児で実施）。	母子保健法に基づいて発達障害や疾病を持った子の早期発見、早期療育を勧奨し、幼児にとって望ましい生活習慣を身につけ、安心して育児ができるように支援する目的で実施。歯科ではむし歯のある子も増加してくるので歯科健診後に保護者へ歯科治療の大切さをきちんと伝え、栄養状態も確認して健康の保持増進を図る。	小児科医師、歯科医師、保健師、歯科衛生士、栄養士、（臨床心理士）（保育士）（地域ボランティア）。

実習の展開と学びの視点

対象者の動き	時間	実習の流れ	学びの視点
	9：00 9：30	実習開始 会場準備 スタッフ・ミーティング	・会場準備終了後、オリエンテーション、ケース連絡を受けて情報収集する
来　所 受　付 母子手帳・健診票を提出	12：30 〜 13：00	受付開始（10分前に準備） （保健師、看護師）	・ボードに掲示された流れを確認 ・会場での3歳児の動き、母子の関わりのようすを観察（母子関係）
尿検査 聴覚検査 視覚検査 （自宅でできなかった子） 計測（身長、体重）	受付後随時	検査の見学 （保健師、看護師）	・基準値を把握
		計測の見学 （看護師）	・3歳児の標準体重や身長を把握
栄養指導 （地域により実施形態が異なる）		小集団指導（紙芝居でバランス食の大切さを伝える）の見学	・栄養士の指導内容を学ぶ
オリエンテーション 集団保健指導 （P.53参照）	13：15 〜 13：30	オリエンテーション・集団歯科保健指導の見学 （保健師、歯科衛生士）	・対象児に合わせた楽しいむし歯予防の推進策、展開の工夫を学ぶ
内科健診		内科健診を見学 （医師、保健師）	・内科健診はどこを診るのか ・医師と保護者の対話
歯科健診 （P.54参照）	13：30 〜 受付順に健診して個別指導に入る	歯科健診を見学 （歯科医師、歯科衛生士）	・歯科医師と保護者の対話 ・歯科衛生士の健診介助のようす
個別保健指導		個別保健指導を見学 （保健師）	・保健師と保護者や児との対話 （保健指導のようすを学ぶ）
個別歯科保健指導 （歯科相談） （P.55参照）		個別歯科保健指導を見学 （歯科衛生士）	・歯科衛生士と保護者や子との対話 （リスクや相談内容に応じての対応）
終　了 帰　宅	16：00 17：15	受診者が帰宅後スタッフで行うケース検討会（ケース・カンファレンス）に参加	支援が必要なケースを今後どのように関わるか（保健師、栄養士、歯科衛生士と問題を共有して連携を図る）
		実習終了	ケース検討会終了後記録をまとめる

1．母子保健　5）3歳児健康診査（3歳児〜3歳6ヵ月児）

ここがみどころ

3歳児健診では1歳6ヵ月児健診と比べ、子どもの体格、情緒がどのように発達成長しているかを観察します。保健師、栄養士、歯科衛生士のそれぞれの役割を確認します。健診後に支援が必要な子どもと保護者への対応は他職種と連携が特に大切になるので再確認しましょう。

地域により、実施月齢や健診の流れが異なりますが、この時期の子どもや保護者への歯科保健指導のポイントを学びましょう。行政で関わる健診が最後になる地域がほとんどなので、子どもや保護者がこれからもむし歯予防への意識が高く維持できる働きかけが重要です。それぞれの実習先の歯科衛生士の指導例を学びましょう。

歯科衛生士活動の例①「健康教育（集団）」

集団指導　事例1

導　入	以下に示すように導入として子ども達にいつもの歯磨きについてたずね、会場との一体感が持てるように働きかける

指導用歯ブラシを見せて
Q1：「これは何ですか？」
A：「歯ブラシ」
Q2：「昨日の夜歯磨きした人？」
A：手を挙げさせる
Q3：「自分で磨いた後にお母さん、お父さんや大人の人に磨いてもらっている人？」
A：手を挙げさせる
Q4：のどが乾いたら何を飲みますか？
A：言ってもらう「水、お茶、ジュース」
　　ジュースを毎日飲むと、むし歯になることが多いことを伝える

パネルシアター「ねこのお医者さんと歯医者さん」15分

目　的	・診察前にお医者さんや歯医者さんに対する不安を除き、楽しい雰囲気でリラックスさせる。
登場人物	・ねこのお医者さん、ねこの看護師さん、ねこの歯医者さん、ねこの歯科衛生士さん、動物の患者さん（ぞう、きつね、ねずみ）。
ストーリー	・ねこの看護師さんが元気に登場して「ねこのお医者さん♪」の歌をピアノ伴奏に合わせてみんなで歌う。会場のみんなで「ねこのお医者さ〜ん」と呼ぶとねこのお医者さん登場がし、担当する小児科の先生の名前を紹介し、診察で親近感が持てるよう働きかけておく。 ・風邪をひいたぞうさん、咳が止まらないきつねさんがみんなと一緒におまじないの歌と「ねこのお医者さん」の歌を元気よく歌い、治していく、途中でお医者さんが歯医者さんに変身する。 ・むし歯が痛くて困っているねずみ君がどうしてむし歯になったのかを、ポケットに入っている甘いおやつを全部出してもらい、みんなで確認する。おまじないの歌という「ねこの歯医者さん」を歌って治してもらい、ねこの歯科衛生士が登場して、むし歯予防の3つのお約束をします。 　1．毎日歯磨きしよう。 　2．おやつは時間を決めて食べよう。 　3．むし歯になったら歯医者さんに行って治してもらおう。 大きな声で復唱する （ピアノの伴奏で歌を歌うことで情調の安定を図る）

集団指導のポイント

★健診前の緊張や不安を取り除き、楽しい雰囲気でリラックスさせます。

★会場全体で歌うと一体感が生まれ、空気が和みます。

★おやつなどの食育の話とともに子ども自身にどうしたらむし歯予防ができるのか？、むし歯になったら歯医者さんに治療してもらうことが必要であることをわかりやすく伝えます。

・毎日の歯磨き習慣（自分磨き後の仕上げ磨きの習慣）。
・おやつは時間を決めて食べる。
・水か麦茶を飲む（甘味飲料の摂り方について気をつける）。
・むし歯になった児へ歯科治療を頑張ることの支援します。

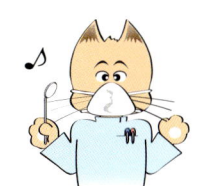

ねこねこねこの歯医者さん
ねこねこねこの歯医者さん
ニャーと気合いを入れたなら
誰でもよくなるすぐによくなる
　はい！　おだいじに

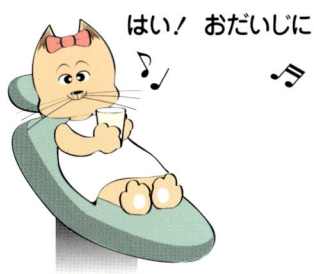

CHAPTER Ⅱ 歯科衛生士の活動の場を知ろう！

歯科衛生士活動の例② 「健診用紙の記入例」（地域により健診用紙が若干違うが表記内容は母子健康手帳に準じている）

３歳児健康診査

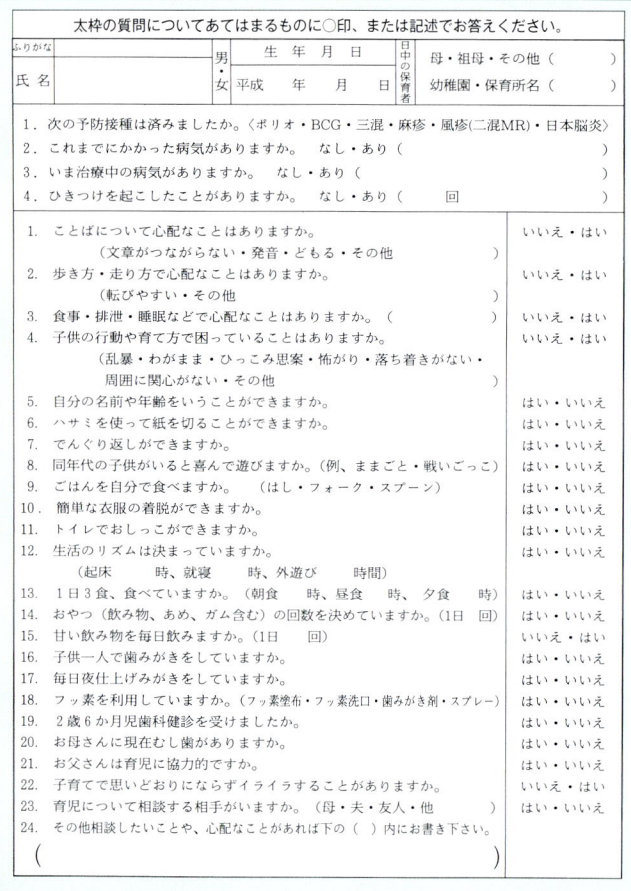

太枠の質問についてあてはまるものに○印、または記述でお答えください。

ふりがな		男・女	生年月日 平成　年　月　日	日中の保育者	母・祖母・その他（　　　）
氏名					幼稚園・保育所名（　　　）

1. 次の予防接種は済みましたか。〈ポリオ・BCG・三混・麻疹・風疹（二混MR）・日本脳炎〉
2. これまでにかかった病気がありますか。　なし・あり（　　　　　）
3. いま治療中の病気がありますか。　なし・あり（　　　　　）
4. ひきつけを起こしたことがありますか。　なし・あり（　　回　　）

1. ことばについて心配なことはありますか。　いいえ・はい
   （文章がつながらない・発音・どもる・その他　　　）
2. 歩き方・走り方で心配なことはありますか。　いいえ・はい
   （転びやすい・その他　　　）
3. 食事・排泄・睡眠などで心配なことはありますか。（　　　）いいえ・はい
4. 子供の行動や育て方で困っていることはありますか。　いいえ・はい
   （乱暴・わがまま・ひっこみ思案・怖がり・落ち着きがない・周囲に関心がない・その他）
5. 自分の名前や年齢をいうことができますか。　はい・いいえ
6. ハサミを使って紙を切ることができますか。　はい・いいえ
7. でんぐり返しができますか。　はい・いいえ
8. 同年代の子供がいると喜んで遊びますか。（例、ままごと・戦いごっこ）はい・いいえ
9. ごはんを自分で食べますか。　（はし・フォーク・スプーン）はい・いいえ
10. 簡単な衣服の着脱ができますか。　はい・いいえ
11. トイレでおしっこができますか。　はい・いいえ
12. 生活のリズムは決まっていますか。　はい・いいえ
    （起床　　時、就寝　　時、外遊び　　時間）
13. １日３食、食べていますか。（朝食　時、昼食　時、夕食　時）はい・いいえ
14. おやつ（飲み物、あめ、ガム含む）の回数を決めていますか。（1日　回）はい・いいえ
15. 甘い飲み物を毎日飲みますか。（1日　　回）いいえ・はい
16. 子供一人で歯みがきをしていますか。　はい・いいえ
17. 毎日夜仕上げみがきをしていますか。　はい・いいえ
18. フッ素を利用していますか。（フッ素塗布・フッ素洗口・歯みがき剤・スプレー）はい・いいえ
19. ２歳６か月児歯科健診を受けましたか。　はい・いいえ
20. お母さんに現在むし歯がありますか。　はい・いいえ
21. お父さんは育児に協力的ですか。　はい・いいえ
22. 子育てで思いどおりにならずイライラすることがありますか。　いいえ・はい
23. 育児について相談する相手がいますか。（母・夫・友人・他　　　）はい・いいえ
24. その他相談したいことや、心配なことがあれば下の（　）内にお書き下さい。
    （　　　　　　　　　　　　　　　　　　　　　　　　　　）

◆◆目について◆◆
1. テレビや物を見る時、頭を傾けたり、顔をまわして横目づかいで見たり、あごをひいて上目づかいで見たりする。　ない・ある
2. 戸外で非常にまぶしかったり、片目をつぶったりする。　ない・ある
3. 片目または両目が、外や内、上や下に寄ることがある。　ない・ある
4. じっと見ている時に、目が揺れている。　ない・ある
5. これまでに目の病気で病院に行ったことがある。（　　年頃）ない・ある
   （病名　　　　　　・医療機関名　　　　　　　　　　　　　）
6. 視力検査の結果記入欄（見えたら○を、見えなかったら×を記入）

輪の方向	○	○	○	○
両目				
右目				
左目				

計測	体重　　kg　身長　　cm　検尿　蛋白（　）糖（　）潜血（　）
診療所見	NP　所見あり 健診医（　　　　　　　　）

歯科所見

E D C B A	A B C D E
E D C B A	A B C D E

現在歯　　本
要観察歯（C。）　　本
処置歯　　本
⊕　　本

むし歯の罹患型：　O・A・B・C1・C2
要治療のむし歯：　なし・あり（　　本）
歯の汚れ：　きれい・ふつう・汚れあり
歯肉・粘膜：　異常なし・あり（歯肉炎、上唇小帯肥厚）
不正咬合：　なし・あり　（反対・開咬・切端・交叉・過蓋・叢生）

要治療・経過観察・異常なし　　　健診医（　　　　　　）

健診のポイント

★健診がスムーズに流れるように歯科医師と記入の仕方や健診内容を確認しておきます。

★３歳児では歯科健診で口を開けてくれる子が多いのでスムーズにできることが多いです。きちんとできた時は子どもをほめることも大切。それにより次の子どもも見習おうとしてくれます（歯科衛生士の声かけひとつで和やかな雰囲気になります）。

★一般の診療室に比べ、照明も十分ではないので、むし歯や歯の着色など、気になるところがある子の保護者には健診時にそれらを歯科医師に伝えるように声掛けをしましょう。

★歯科健診の結果は記入項目が増えるので手早く正しく記入します。

★歯科医師の声を聞き逃した時には、その場できちんと確認しましょう。

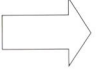

1. 母子保健　5）3歳児健康診査（3歳児〜3歳6ヵ月児）

歯科衛生士活動の例③「個別歯科保健指導（歯科相談）」指導例

行政での健診が最後になる地域が多いので毎日の仕上げ磨きやフッ化物の利用、かかりつけ歯科医院での定期健診を勧奨し、これからもむし歯予防への関心と意識を継続できるように伝えます。指しゃぶりやおしゃぶりの習癖、食事の偏り、生活リズムを確認しながらリスクに応じて個々に合わせた個別指導をしましょう。特にむし歯が多い幼児は家庭や保護者の健康状態に問題がある場合もあるので、保健師や栄養士ときちんと問題を共有して連携を図り対応します（謙虚な姿勢で保護者の話をきちんと聞くことが大切です）。

個別指導のポイント

★相談内容をきちんと把握し、対象者に合わせて対応することが大切です。

★保護者の話は目を見てきちんとした姿勢で聴きましょう。

★保護者がこれからもむし歯予防への意識を継続できるように働きかけましょう。

＜う蝕罹患型＞　　＜個別指導例＞

O　むし歯なし　または　要観察歯あり
→ **むし歯がなかったことをほめる。要観察歯のある場合には、むし歯になる可能性が高いことを伝える**
・家庭でのフッ化物を利用しての歯磨きの推奨（ペースト、フォーム、ジェル、洗口液等）→歯科医院でフッ化物塗布を含めた定期管理の提案

A　むし歯あり　前歯部または臼歯部にむし歯あり

B　むし歯あり　前歯部と臼歯部にむし歯あり

→ **歯科医院受診の勧奨と今後むし歯をつくらないことの支援**
・早期の歯科治療を勧奨
・甘味飲料、甘いおやつの制限
・家庭でのフッ化物を利用しての歯磨きと毎日の仕上げ磨きの大切さを伝えます
・生活リズムや食事の時間の乱れがないかを確認します

C1　下顎前歯部にのみむし歯あり

C2　下顎前歯部を含む、その他の部位にむし歯あり

→ **保健師・栄養士と養育環境を共有し、連携を図り慎重に対応する**
・歯科治療の重要性をきちんと伝えます。居住環境や保育環境を把握してどこの歯科医院あたりなら通えるかを話し合いましょう。
・保護者を責めないでむし歯ができた原因を一緒に考えましょう。
・母親の健康状態やネグレクトの問題も含め、養育環境が原因となっている場合は、家庭内の大きな問題と直結していることもあるので、他職種と連携をとり、対応することに心がけましょう。**A B と同様**

歯科衛生士の役割

★歯科衛生士として専門の立場から指導を行い、保護者がむし歯予防を通して安心して育児できるよう支援します。保健師、栄養士等の他職種と問題を共有して連携をとることが重要です。

★むし歯がある子もない子もそれぞれの子どもの発達、家庭環境、保護者に合わせたアドバイスができるよう知識とコミュニケーション能力を身につけることが求められます。

Ⅱ-1　母子保健

55

CHAPTER Ⅱ　歯科衛生士の活動の場を知ろう！

1. 母子保健

6）保健所における健康教育

対象者	事業内容	関連職種
4歳以上の幼児から小学生とその保護者を中心とした地域住民。	母子保健法と地域保健法に基づいた事業は、地域の実情に応じた保健活動ができる。口を使って、食べたり、飲んだり、ゲームをしたり、参加者が口の機能を使うゲームを体験することによって、口腔の機能のレベルを知る。年齢より機能が低い場合には、家で遊びながら、機能を高める訓練をする。1～6程度のコーナーを設置。スタンプラリー形式で行う。	事務職員、保健師、管理栄養士、臨床検査技師、食品監視委員、環境監視員、歯科衛生士、ボランティア。

実習の展開と学びの視点

対象者の動き	時　間	実習の流れ	学びの視点
受付時間 三々五々、集まる	13：30	受付：参加シートを渡す 　（担当：事務職員）	・学生は各コーナーを参加者といっしょに体験する
	13：30	コーナー1 ・手はきれいかな？：簡易培地に手をつけて培養してみる。正しい手洗いの方法を学ぶ 　（臨床検査技師）	・手に付着した細菌を知ることによって、手を洗うことの大切さを学ぶ。口に入ってしまうと、いろいろな病気になりうることを学ぶ
親子間でジュースの飲み比べ 子ども・保護者の感想を述べあう	13：35	コーナー2 ・本物のジュースは、どっちだ？：手しぼりオレンジジュースと偽物ジュースを飲み、どちらか当てる ・どっちがおいしいか？：偽物ジュースの砂糖量や1杯分のカロリーを提示 　（食品監視員）	・当てるだけでなく、どちらがおいしいか、を聞くことで、その子の味覚や普段の食生活の中でどのような甘い物・飲み物を摂っているかなどを考える
親子の反応・感想を述べあう	13：50	コーナー3 ・菓子の塩分・油はどれくらい？：ポテトチップスの塩分・油を当ててみる。3択の中から決める ・メタボリック症候群の予備軍にならないために：ヘルシーチップスの作り方　試食 　（栄養士・保健師）	・子どものときからの食生活を見直し、将来のメタボリック症候群にならないために、どのような物を食べるか、考える
	14：10	コーナー4 ・うがいジョーズ・歯磨きジョーズ：30秒ぶくぶくうがい（ビニールに吐き出す） ・上手なうがいは？ ・歯磨き、隣接面の清掃（自分で行う） 　（歯科衛生士）	・口の機能を観察（口唇閉鎖） ・うがいの音、頬の動かし方、顎のコントロール ・食渣を見たり、ビニール袋の水の汚れ状況を見る。 ・鏡で、自分の口腔内を見る
釣れる魚のレベルをあげるために何回も挑戦	14：30	コーナー5 ・くじら釣れるかな？：くちびる力持ち（口唇力を高めるゲーム） 　（歯科衛生士・子どもボランティア）	・コーナー4でうがいができない子どもに対して、ゲームを通して、口輪筋の筋力をつけたり、口唇閉鎖機能を高める訓練を促す ・言葉がきれいになる、食べこぼしが減る
	14：45	コーナー6 ・歯科ユニットで磨き残しの確認 　（歯科衛生士）	・子どもだけでなく、保護者にも一緒に磨き残しの確認をしてもらい、自宅で保護者が子どもの口腔を観るポイントを伝える
	15：00	がんばりました おみやげをもらってさようなら（参加賞） 次回の告知をする	

※以上は一つの例です。いろいろなゲームを考えて、子どもに体験してもらいます。好評なものは何回も続けます。

1. 母子保健　6）保健所における健康教育

ここがみどころ

保健所の食品衛生や環境衛生など分野の異なる職種と一緒に行うことで、違う視点で事業が展開できます。従来の3歳までの母子事業は、保護者主体のものでした。この事業は子ども自身が行動し、体験することで、子どもの発想や感覚が見えてきます。多くの参加者（子ども・保護者）から感想を聞きましょう。

楽しく参加したことで、また来たい、やりたいという気持ちを育て、次はボランティアとして参加してもらうよう声をかけるのもよいでしょう。企画のアイデアを出してくれるかもしれません。

参加者とのコミュニケーションを楽しみましょう。

歯科衛生士活動の例「健康教育（集団）」

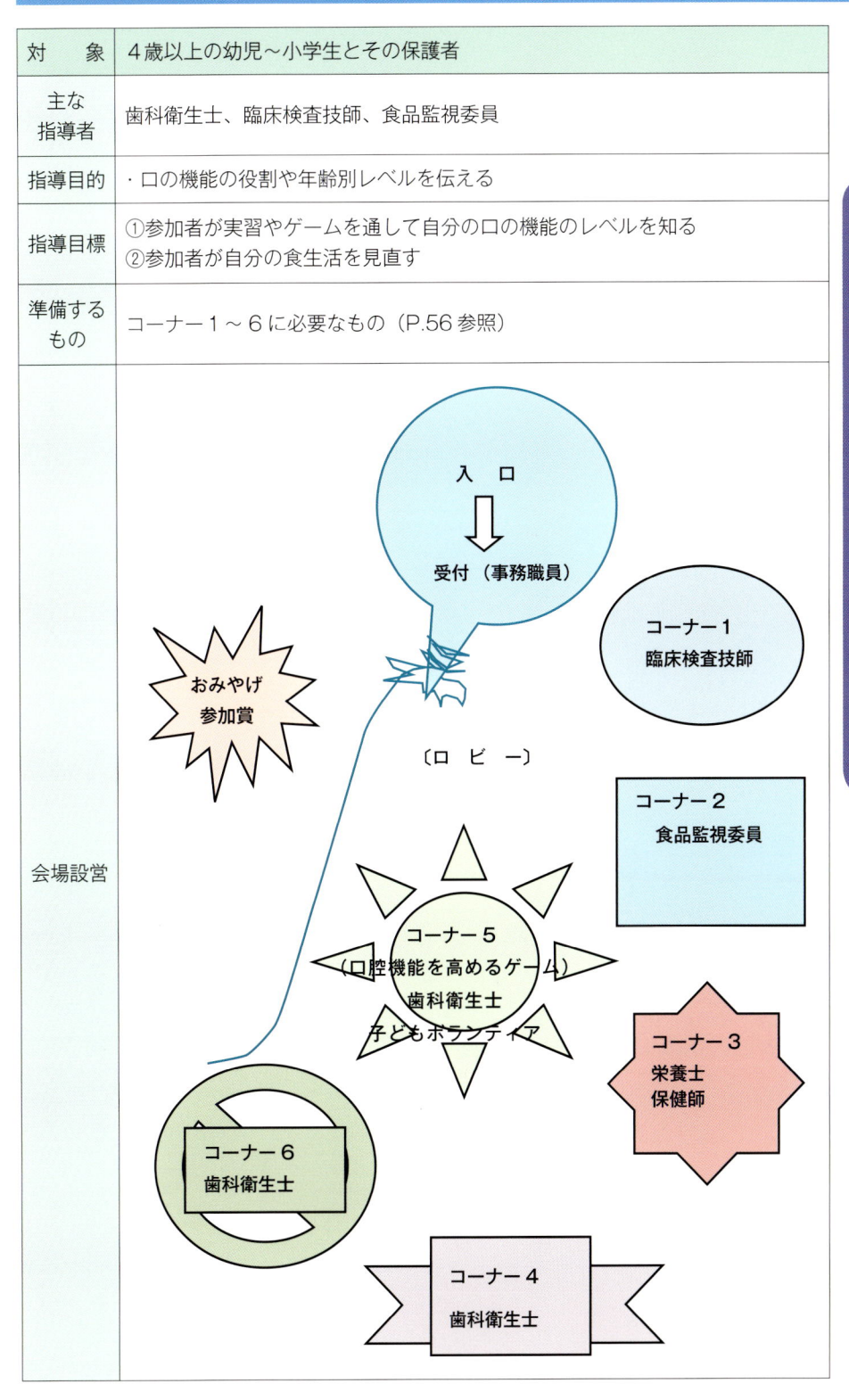

対象	4歳以上の幼児～小学生とその保護者
主な指導者	歯科衛生士、臨床検査技師、食品監視委員
指導目的	・口の機能の役割や年齢別レベルを伝える
指導目標	①参加者が実習やゲームを通して自分の口の機能のレベルを知る ②参加者が自分の食生活を見直す
準備するもの	コーナー1～6に必要なもの（P.56参照）
会場設営	入口 → 受付（事務職員） おみやげ・参加賞 〔ロビー〕 コーナー1　臨床検査技師 コーナー2　食品監視委員 コーナー3　栄養士・保健師 コーナー4　歯科衛生士 コーナー5　（口腔機能を高めるゲーム）歯科衛生士・子どもボランティア コーナー6　歯科衛生士

指導計画のポイント

健診とは違い、子ども自身が楽しめる内容や、また来たいと思うようなものを考えましょう。

自分の体を使った体験を取り入れましょう。

★運動機能（体幹の動き・口の動きなど）

★感覚機能（味覚・温度・触覚・視覚・嗅覚聴覚など）

★ゲーム感覚（少し競う気持ちを持たせる）

★子どもが主体ですが、保護者が一緒の参加により子どもの偉大な能力を知る機会となります。

★問題発見・解決を図れます。

★問題にチャレンジして、次の機会に、成果を見せてもらうこともできます。

CHAPTER Ⅱ　歯科衛生士の活動の場を知ろう！

2. 学校保健

1）幼稚園

対象者	事業内容	関連職種
3歳児（年少）、4歳児（年中）、5歳児（年長）、幼児の保護者。	幼稚園は、義務教育及びその後の教育の基礎を培うものとして幼児を保育し、幼児の健やかな成長のために適当な環境を与えて、その心身の発達を助長することを目的とする（学校教育法第二十二条）。	園長、幼稚園教諭、養護教諭、園医（医師、歯科医師）、歯科衛生士、管理栄養士。

実習の展開と学びの視点

対象者の動き	時　間	実習の流れ	学びの視点
	8：30	実習担当者との朝の打ち合わせ	・情報交換 ・門を開ける
登　園 着替え 出席カードにシールを貼る	9：00	お迎え （園バスからの降車） 着替えの手伝い	・元気よく笑顔であいさつ ・健康状態の把握 ・降車時の安全の確保 ・着替え・片付け
自主活動（個別活動）	9：15	園児と一緒に遊びながら援助する 遊びの内容 ・園児の自発性に基づく遊び（砂遊び、ままごと、ブロックなど）	・遊びに入れない子どもへの配慮 ・コミュニケーションのとり方 ・園児の活動・発達段階や興味の対象、ルールなど ・子どもの目線でかかわる
遊具の片付け 排　泄 手洗い うがい	10：00	園児と一緒に片付ける 1人でできない子どもに付き添う	・ほめたりして自主性を促す ・遊びの後や食事前の手洗い・うがいの習慣化 ・うがいの状況
朝のあいさつ・出席調べ 集団活動		保育者が持つねらいや目的に基づいて一定の活動を集団で行うもの お絵かき・工作など ※歯磨き指導などはこの時間で行う	・集団に入れない子どもへの教諭の対応
昼　食 歯磨き 自主活動	12：00	楽しく「食べる」ための環境整備を手伝う 園児の歯磨きを観察する 一人ひとりに応じて歯磨きの援助をする 園児と一緒に遊ぶ	・観察（姿勢・口唇で食べ物を取り込んでいるか・前歯で噛み切っているか・一口量・咀嚼時に口唇が閉じているか・丸飲みはないか） ・歯磨きやうがいのようす、巧緻度（熟練度）
降園準備	13：30	使った遊具を一緒に片付ける 1日の振り返り（明日の活動予告） 着替えの手伝い	・子どもの反応
降　園	14：00	お見送り 実習担当者との反省会	・待っている子どもへの対応 ・門を閉める

2. 学校保健　1）幼稚園

ここがみどころ

幼稚園では、個人の自主性を尊重し創造性を育む個別活動と、保育者のねらいや目的に基づいて行われる集団活動が組み合わされて展開されており、歯磨き指導などは後者の中で実施されます。幼児期は、さまざまなものに興味や関心を持ち、活動意欲が高まる時期です。歯磨き習慣や望ましい食習慣・食べ方をこの時期に獲得できるように指導していきましょう。5歳児といっても5歳になったばかりの子どもがいればもうすぐ6歳になる子どももいます。事前に1日体験実習が可能であれば、対象をよく観察し問題点などを把握したうえで目標や内容を検討していくとよいでしょう。

歯科保健教育実習指導案の例①「年小　3歳児」（集団）

対象	○○○幼稚園年小3歳児（○○組）　日時　月　日　10：30～11：00
指導者	歯科衛生士　○山○子、補助者（実習生）　○川○枝、○村○美
指導目標	①歯に関心を持ち、いつ歯磨きをするのかがわかる ②ブクブクうがいを実践できる
準備するもの（幼稚園）	歯ブラシ、コップ、タオル
準備するもの（学校）	指導用顎模型（大）、歯ブラシ（大）、媒体（ペープサート）

段階	時間	実習の流れ	指導内容	指導の留意点
導入	15分	あいさつ 来園目的 ペープサート	・指導者に集中する ・ご飯やおやつを食べた後に歯磨きをすることを理解する	・園児全員を見渡し自己紹介 ・行事や次のペープサートにつなげる内容（遠足・食べ物・動物） ・問いかけながら内容の要点をまとめて歯磨きへつなげる
展開	15分	持ち物確認 歯ブラシの持ち方 TBI うがい練習 片付け	・持ち物を確認、タオルをかける ・「こんにちは」「さようなら」の持ち方を知る ・ゴシゴシ磨く 　咬合面 　上下臼歯頬側→前歯→頬側 ・頰を膨らませブクブクうがいの練習（水は使用しない） ・ガラガラうがいとの違いを理解する ・流しでブクブクうがいをする ・歯ブラシを洗う	・準備ができたことを告げる ・歯ブラシの部位（お顔・お腹・背中） ・指導者と同じ部位を磨かせる ・指導用の大きな模型使用 ・表側は口を「イー」にして上下磨く ・歯磨きやおやつの後のうがい ・順番に誘導し終わったら着席させる
まとめ	5分	手遊び 復習 評価 約束 あいさつ	・もう一度指導者に集中する ・ペープサートの内容を思い出し、歯磨き、ブクブクうがいを確認する ・食べ物を食べた後は歯磨きをすることを約束する	・「おべんとうばこのうた」 ・質問して要点を思い出させる ・上手にできたことをほめる ・頑張るように励ます

指導計画のポイント

★3歳児は、三輪車に乗ってこぐ、はさみで紙を切る、幾何学的な形の弁別や長短の区別ができる、「これ何？」「どうして？」など問いかけが多くなる、「…だから…する」のような従属文を話すようになる、集団で遊んだり、ごっこ遊びをするようになるなど知能、言語、主体的行動などが複雑多様になる時期です。

★口腔内は乳歯列がほぼ完成し、成人とほとんど同じ食べ物が食べられるようになりますが、う蝕の初発が多くなるのもこの時期です。自分の歯に関心を持たせ、歯磨きやブクブクうがいの大切さを理解させ、また、子どもが自分で歯を磨く楽しさを感じられるような指導ができるとよいでしょう。

◎ペープサート

紙に書いた絵を棒で動かす人形です。2枚の画用紙に登場人物（動物など）をそれぞれ違う表情や動作に書き、背中合わせにして周りを切り取ります。2枚の紙の中心に棒を挟み張り付けます。裏表ひっくり返すといろいろな変化がつけられます。

CHAPTER Ⅱ　歯科衛生士の活動の場を知ろう！

歯科保健教育実習指導案の例②「年中　4歳児」（集団）

対象	年中4歳児
指導者	歯科衛生士　〇山〇子、補助者（実習生）　〇川〇枝、〇村〇美
指導目標	①歯の大切さがわかる ②フッ化物洗口の意味と方法を知る
準備するもの	水、フッ化物洗口液（ミラノール®）、砂時計（30秒計）、コップ、タオル、紙芝居

段階	時間	実習の流れ	指導内容	指導の留意点
導入	5分	あいさつ 来園目的 歯の大切さについて	・もし歯がなかったらどうかを考え、歯の大切さを知る ・大切な歯をむし歯菌から守る方法を考える ・歯磨き・甘味制限の他に、洗口液でうがいをする方法があることを知る	・自己紹介 ・質問して答えさせる
展開	20分	【1回目】 歯を強くする魔法のお水の話① ぶくぶくうがいの練習	・魔法のお水（フッ化物洗口液）が歯を強くすること、洗口のしかたを知る ・口唇を閉じて頬を膨らませたりすぼめたりする（30秒間） ・コップに入れた水道水（5mL）を口に含みできるだけ長くぶくぶくする。座位で姿勢がやや下向き加減。30秒できたら吐き出す	・紙芝居などの媒体を使用する ・30秒間できるか、十分に頬に膨らましができているか ・口唇を閉じているか、口から漏れているか、飲み込んでいないか、30秒間できる子ども、できない子どもを把握する。水をすべて吐き出せるか。毎日練習しておく
	20分	【2回目】 歯を強くする魔法のお水の話② フッ化物洗口の実践	・毎日洗口を続けることによってう蝕予防効果が期待できること。毎日昼食後の歯磨き後に行うことを意識づける。洗口後の注意事項を知る ・飲み込まずに5mLの水道水で30秒間洗口できる子どもは集まってコップに洗口液を注いでもらう ・合図で口に含み下向きで30秒間洗口する ・コップに吐き出させる ・流しに流す	・紙芝居など ・30秒間洗口ができない場合や、飲み込んでしまう場合は水道水で気長に練習する ・保護者の同意を得られない子どもには水道水で行うなどの配慮 ・十分に洗口できたかは、コップに吐き出された洗口液の泡立ちで確認する ・30分間飲食しない
まとめ	5分	手遊び 復習 評価 約束 あいさつ	・もう一度指導者に集中する ・歯の大切さとフッ化物洗口により歯を強くすることを再認識する ・食後の歯磨きとブクブクうがいの練習（1回目）・昼食後の歯磨きの後にフッ化物洗口を毎日行うこと（2回目）を約束する	・「グーチョキパーで何をつくろう」 ・質問をして要点を思い出させる ・上手にできたことをほめる

集団指導のポイント

★ 4歳児は、排便の始末、衣服の着脱など身のまわりのことが一人でできるようになり、手先を使う作業もかなりできるようになります。

★ 4〜5歳児は乳白歯にう蝕ができやすい時期です。社会性の発達に伴い、保護者の目を離れて行動することが増え、う蝕になりやすい食べ物を口にする機会も増えてきます。おやつの食べ方やう蝕になりやすい食べ物を教えてあげましょう。また咀嚼・嚥下の学習時期でもあります。食べているものや食べ方をよく観察しましょう。

★ フッ化物洗口法を実施している幼稚園では4歳児から行えるように指導しましょう。

◎紙芝居

テーマを決めたら登場人物（動物など）の会話を中心に構成を考えます。用紙の大きさは通常八つきり（38.5×26.5）で、6枚から10枚程度でまとめます。絵には変化をつけますが、紙芝居は右から左に抜くので、それを念頭に絵を配慮するとよいでしょう。

2. 学校保健　1) 幼稚園

歯科保健教育実習指導案の例③「年長　5歳児」（集団）

対象	年長5歳児
指導者	歯科衛生士　○山○子、補助者（実習生）　○川○枝、○村○美
指導目標	①歯に良い食べ物とむし歯の原因になる食べ物がわかる。偏食をしないで何でも食べる（1回目） ②食べ物をよく噛むことの大切さがわかる（2回目） ③第一大臼歯に関心を持ち、萌出に気づく（3回目）
準備するもの	紙、クレヨン、食品（昆布・スルメ・パン・えびせんなど）、手鏡、歯ブラシ、コップ、染め出し剤、指導用顎模型（大）、歯ブラシ（大）、媒体（紙芝居など）

段階	時間	実習の流れ	指導内容	指導の留意点
導入	5分	あいさつ 来園目的 健康で丈夫なからだを作るには？	・毎日元気で楽しく過ごすには、食べ物を食べることが必要で、そのためには丈夫な歯が必要なことを意識する。またこれから永久歯が萌出してくることを知る	・質問しながら展開にもっていく
展開	20分	【1回目】 歯に良い食べ物と歯に悪い食べ物について	・歯に良い食べ物とむし歯になりやすい食べ物にはどんなものがあるかを知る ・3度の食事をしっかり取り、偏食をしないで何でも食べる、またおやつは時間を決める、甘い物を食べ過ぎないようにすることを意識づける	・自分で考えて絵を描かせてみる。正解はあるかな？ ・紙芝居などの媒体を使用する ・歯に良い食べ物（歯を強くする・掃除効果がある：牛乳・小魚・ヨーグルト、生野菜・果物など） ・むし歯になりやすい食べ物（砂糖が多く歯につきやすい：チョコレート・飴・ビスケットなど）
	20分	【2回目】 よく噛んで食べよう	・よく噛むことの大切さを知る ・咀嚼の多い食べ物（スルメ・昆布など）、少ない食べ物（パン・えびせんなど）を食べてみる ・柔らかい物ばかりでなく歯ごたえのあるものも食べよう、食べるときは口唇を閉じることを意識づける	・紙芝居などの媒体を使用する ・よく噛むことによって顎や身体を丈夫にする、食べ物を飲み込みやすくする、味を楽しむ、唾液がたくさん出る、満腹感を得る（食べ過ぎない） ・保護者への啓発
	20分	【3回目】 歯の王様 第一大臼歯	・第一大臼歯の大切さと磨き方を知る（萌出位置や萌出のしかたを知り、萌出しているか探してみる） ・咬合面の磨き方（突っ込み磨き）（磨いた後、染め出しをして確認してもよい） ・うがい、片付け	・特徴（永久歯である、大きい、力持ち、溝がう蝕になりやすい、萌出途中は高低差があるなど） ・未萌出の子供への配慮 ・保護者に知らせて磨いてもらおう
まとめ	5分	手遊び 復習 評価 約束 あいさつ	・もう一度指導者に集中する ・目標についての要点を再確認する ・好き嫌いをしないで何でも食べよう（1回目）、口を閉じてよく噛んで食べよう（2回目）、第一大臼歯もしっかり磨こう（3回目）を約束する	・「ちゃちゃつぼ　ちゃつぼ」 ・質問をする ・ほめる

集団指導のポイント

★5歳児は、ぶらんこを立ってこいだり、はさみで線の上を切る、平仮名で自分の名前を書くなど、手先の動作は訓練によりかなり器用に行うことができます。

★6歳近くに萌出してくる第一大臼歯について気づかせてあげることが大切です。

★幼稚園の1クラスの人数は35人以下です。対象の人数、具合の悪い子どもや指導に配慮が必要な子どもの有無、流しの位置や水道の数などを事前に確認しておきましょう。

★指導の際は全体を見渡して、話す速度を考えながら大きな声でわかりやすい言葉で話しましょう。「右側」「左側」などは子どもにとっては理解しにくい難しい言葉です。

★指導の時間は30分くらいを目安にしますが、染め出しを行う場合は40分くらいみておきます。なお、染め出しを行う場合は園の連絡帳などで事前に保護者に通知してもらうとよいでしょう。

★家でも子どもの歯磨きをみること、仕上げ磨きが必要なこと、規則正しい食習慣を心掛けてもらうこと、間食の内容・摂り方などについて通知してもらうと保護者の意識の向上も促すことになります。指導が終わって1ヵ月くらい経った頃に、指導内容に関するポスターなどを作成して送ると、当日のことを思い出して子どもたちもまた意欲的に頑張るようです。

CHAPTER Ⅱ　歯科衛生士の活動の場を知ろう！

2. 学校保健

2）小学校

対象者	事業内容	関連職種
1年（6歳）から6年（12歳）までの児童、特別な配慮を必要とする児童（特別支援学級）、および児童の保護者。	生涯を通じ健康で幸福な生活を送るため、健康の保持増進の知識技術を体得し、生活習慣として身につけさせる学校保健安全法に基づいた、教育活動である。体育の保健学習、学級活動、学校行事、児童会活動として展開される。	養護教諭、学級担任、栄養教諭、保健担当教諭、学校医、学校歯科医、学校薬剤師、学校保健委員会関係者。

実習の展開と学びの視点

対象者の動き	時　間	実習の流れ	学びの視点
朝の会	8：15	健康チェック 水曜日は全校朝会（ドリル学習は、学校独自の取り組み）	・健康状態とともに、朝食（内容）を食べてきたか、昨夜、朝食後に歯磨きをしたかなどの、生活習慣も把握する
ドリル学習	8：30		
1校時	8：40	45分間授業	・保健室の掲示物や、保健ニュースを見よう
休み時間	9：25	休み時間は基本的には10分	・各クラスのむし歯治療状況などの掲示もある
2校時	9：35		
休み時間	10：20	15分の休み時間	・歯科衛生士への歯科保健指導の依頼は、2校時が多い（次の授業に影響を与えにくいため）
3校時	10：35		
休み時間	11：20		・のどが乾いたら何を飲んでいるか観察する
4校時	11：30	養護教諭と打ち合わせ	・養護教諭は各学校に1名の配置であることや、仕事内容を把握する
給食	12：15	児童の給食の食べ方を観察 給食のメニューを検討する	・給食を楽しんでいるか ・食べる姿勢は良いか ・しっかり噛んで食べているか ・歯ごたえのあるメニューはあるか ・口唇を閉じて食べているか ・クチャクチャ音をたてて食べていないか ・牛乳やお茶で流し食べしていないか ・お箸をきちんと持てているか ・残飯の量
歯磨き 昼休み	12：55	・担任が指導するが、クラスによって方法は異なる。歯磨きソング、歯磨きビデオ、クラスのテーマソングなどとともに行うことが多い（担任が熱心だと児童も熱心！） ・昼休みに個別指導を実施することもある	・歯ブラシの良し悪し、歯ブラシの保管方法 ・休み時間に児童と交流しよう ・歯磨きの状況を観察 ・養護教諭による個別指導 ・歯科衛生士による個別指導
清掃	13：35	石鹸やトイレット・ペーパーは保健室で管理	・がんばって清掃していたら、ほめてあげよう
5校時	13：55	（5校時で下校する日もある）	・低学年は5校時、高学年は6校時に、歯科保健指導の授業を実施している
休み時間	14：40		
6校時	14：50	（木曜日の6校時は、委員会、クラブ活動がある）保健委員会の歯科保健活動支援	・図書室、保健室にある、児童向けの健康に関する本を見てみよう
帰りの会	15：35	放課後に個別指導を実施することもある	・先生方の歯科保健の相談を受ける

2. 学校保健　2) 小学校

ここがみどころ

各学校の特性に沿った指導をするために、養護教諭、保健主事との事前に打ち合わせが重要です。児童の発達段階に即した指導を行うためには、身体的なことだけでなく、漢字など各学年の教科学習の内容を把握しておくとよいでしょう。

児童一人ひとりに個別指導を実施することもあります。心身障害など特別な配慮が必要な児童がいる場合には、どのように対応したらよいかを、あらかじめ学んでおきましょう。また、私たちの言動が、いじめ、登校拒否、家庭的な問題に触れることがあることを心に留めておく必要があります。むし歯や歯肉炎だけでなく、口腔機能の視点から児童の話し方、給食の食べ方もしっかり観察しましょう。今後「学校歯科衛生士」といえるような現場となる可能性もあるため、積極的に実践に取り組みましょう。

歯科衛生士活動の例① 「保健指導　小学1年・2回目（後期）指導計画例」

第一大臼歯のむし歯予防（だい一大きゅう歯のひみつ）

準備するもの	歯ブラシ、コップ、タオル、洗濯バサミ、スタンド式鏡、牛乳パック（水吐き用）

段階	方法	時間	指導内容	指導の留意点
導入			・あいさつ ・忘れ物チェック	・忘れ物があれば、貸し出せるよう準備をしておく。水をこぼしたときのために雑巾の確認
展開	講話		・第一大臼歯は歯の王様：第一大臼歯の特徴は、永久歯であり一生使う、生え変わらない、噛む力が最高 ・どの歯がむし歯になりやすいか話し合い、予想させ、学習の課題をつかませる	・第一大臼歯の特徴をクイズ形式で教える。○×＆3択問題
	映像 体験	5分	・6年生のむし歯罹患の数を、トリノコ用紙に図示した歯列に記入していく（虫歯地図） ・ビデオでむし歯になった第一大臼歯を見せる ・第一大臼歯がむし歯になりやすい理由を調べる ・自分の第一大臼歯の状態を鏡で見て観察する：形（溝）、萌出部位、萌出期間	・むし歯地図は「わくわく保健指導1年間」（住田実編、日本書籍）を参考 ・ビデオは、実物を見せられない物や、実験を示すことができる ・ビデオは「ドクター・オカザキのもっと歯を大切にしよう！3 口の中の未来予想図」（農文協）を参考 ・第一大臼歯の拡大写真
	実験	15分	・オレオを食べて口腔内を観察 ・うがいをしてオレオを除去。担任の先生が吐きだしたうがいの水を、透明コップに入れて並べる。水がきれいになるには、10回以上のうがいが必要	・小さいサイズのオレオがよい ・学校でお菓子を食べると大喜びするが、声を出すと中止すると伝えておかないと収拾がつかなくなるので注意
	実習	25分	・歯垢を赤染めする（歯科衛生士が滴下法で実施） ・歯垢を観察し、付着しているところを発表させる ・何回こすれば除去できるか予想し、調べる ・日常の歯磨き、おやつ、歯ブラシ、磨き方によって、歯磨き時間が変わることを教える	・歯垢染色は担任の先生に手伝ってもらう。制服を汚さないようにする。舌で染色液を歯全体にのばし、1回だけ洗口させる ・染色液の味を受け入れられない児童は、無理をすると嘔吐することがある ・不安が強い児童に無理をすると泣き出す。対応は担任の先生に相談する
		40分	・全員で一緒に歯磨きをする ・歯の王様のための、スペシャル磨きをする ・各自磨き残しを鏡で見ながら歯磨きをする	・食べかすと歯垢は別の物であることを理解させ、歯垢はうがいだけでは落ちないことを納得させる
まとめ	講話	45分	・まとめ ・宿題：勉強したことはプリントを見せながら保護者に説明する。保護者に感想を書いてもらう	・工夫した点を発表してもらう ・机の上をきちんと片付けてから、プリントを配る

指導計画のポイント

★第一大臼歯がむし歯になりやすいことをつかませます。

★身近な6年生のむし歯の罹患状況を例にすると、自分自身の問題と結び付けて考えやすいでしょう。

★鏡で見えない上顎は指で触らせます。

★答えを児童が発見できるように支援します。

★溝につまった食べかすを見ることで、実感させます。

★うがいをしっかりすると、効果が上がることを体験させます。

★歯垢は歯磨きしなければ落せないことを実感させます。

★仕上げ磨きが必要であることを教えます。

★プリントを使って、学習のまとめをします。キーワードは（　）抜きにし、記入させます。

★歯磨き以外の、むし歯予防について考えます。

★予防のためにも歯科医院へ行くとよいことを教えます。

★プリントを使って、今日の学習を家庭に伝達させ、家庭における生活習慣の見直しのきっかけになるようにします。

CHAPTER Ⅱ　歯科衛生士の活動の場を知ろう！

歯科衛生士活動の例②「年間指導計画例」

年	歯磨き目標	指導内容
1年	第一大臼歯の咬合面：ぶくぶくうがい　歯垢赤染めの観察	<永久歯（特に第一大臼歯）の虫歯予防について> ・給食参観の日に実施し、保護者に給食の食べ方を見てもらう ・歯磨きを含めた生活習慣について親子で話し合う ・父兄に子どもの歯垢染色、マーキングをしてもらい、親子で歯磨き
2年	前歯の外側：歯ブラシの毛先の使い方がわかる	<むし歯、歯垢、砂糖、ミュータンス菌の関係について> ・ビデオ：「はてな？で学ぶ保健指導、ぎもん・しつもん！むし歯の予防」のむし歯の正体の部分 ・水を入れた透明コップで、歯ブラシを洗いながら歯磨きし、ミュータンスを捕まえる <歯と食事について、栄養士と一緒に授業> ・パノラマ・エックス線写真を見せ、永久歯に生え換わる生命のダイナミズムを感じてもらう。歯を強くする食事について、栄養士から学ぶ。手づくりおやつを作る。サランラップを使っておむすびを作る
3年	前歯の内側：合わせ鏡で歯の内側を観察	<スポーツと歯について> ・噛みしめた時と開口した状態とで、片足立ち時間、握力、背筋力の違いを測定 ・一流のスポーツ選手が歯を大切にしているわけを知る。一流のスポーツ選手の水分補給に学ぶ（教材：スポーツ飲料に浸けた10円玉）。 <歯型と動物の食性について、飲み物について> ・ビデオ：「ドクター・オカザキのもっと歯を大切にしよう！恐竜が語る歯とは何か」の歯と食性の部分を見ながら、人間の食性と食事内容を理解する。果物はジュースにせずそのまま食べる（実験：清涼飲料水の砂糖量を糖度計で調べる、PH測定）。
4年	小臼歯：上下、外内、かみ合わせ面にブラシの毛先が届く	<むし歯の進行> ・CO、C_1、C_2、C_3、C_4の歯になって、歯の気持ちを代弁する ・半分フッ素塗布をした卵を酢につけて変化を観察し、CO、フッ素について理解する <噛むことの重要性について> ・スナック菓子、草加せんべい、するめ、いり豆、チョコレート、切り方を変えたリンゴの噛む回数を調べる
5年	大臼歯、犬歯：歯磨きで歯肉炎が改善	<健康な歯肉、歯肉炎について> ・教材：健康な歯肉、歯肉炎の写真と模型の媒体 <唾液の働きについて> ・ビデオ：「はてな？で学ぶ保健指導、ぎもん・しつもん！むし歯の予防」の唾液のはたらきの部分を見せる（実験：唾液の分泌量と緩衝能を調べる）。
6年	すべての歯：歯磨きで歯肉炎が改善　デンタル・フロスの使用	<歯周病とタバコについて> ・教材：「格好いい」「さわやか」な感じのタバコのポスター。健康な肺、たばこを吸い続けた肺の写真、歯周疾患の写真。歯鏡を使ってしっかり口腔の観察をする <歯の良い高齢者の話を聞こう・健口と健康と健幸の関係について> ・教材：実物の入れ歯。歯は臓器である ・歯の健康、体の健康、こころの健康、生活はつながっている。健康は自分で守る

指導計画のポイント

★各学年、前期と後期に授業を実施しています。前期はブラッシング指導に、重点を置いています。

★歯垢染色は、児童自身が綿棒で塗布し、チャートに赤鉛筆でマーキングします。

★後期は実験や体験学習を充実させています。その時間を捻出するため、歯垢染色は歯科衛生士がう蝕検知液の容器を利用して滴下法で行っています。

★6年間で12回の歯科保健指導の授業は、それぞれ前回の授業の復習、それに関連づけながら新たな事柄を導入するように展開しています。

★学校行事としてのデンタル・フェスティバルは、保健委員（児童）の主体的な活動となるように、サポートします。学芸会において、学校歯科医とともにお芝居をすることもあります。

★学校保健委員会には学校医、学校歯科医、保健委員（PTA）、幼稚園教諭、地域の方が参加します。そこで保健委員（児童）が歯科保健活動のようすを報告、養護教諭が児童の口腔内状況を報告、歯科衛生士は歯科保健に関する講話などをします。

★父兄は歯科保健指導の授業を、いつでも自由に参観できます。

2. 学校保健　2）小学校

歯科衛生士活動の例③「個別ワンポイント指導計画例」

対象		指導内容	指導留意点
歯垢が多い児童	初回	1．水の入った透明コップで歯ブラシを洗いながら歯を磨いてもらう（砂時計で3分間） 2．クイズ：コップの濁りは何か？①歯垢　②プラーク　③むし歯菌のウンチ 3．自分で歯磨きの目標を立てる	・プラークの多い児童は、細かなブラッシングというより、歯磨き習慣をつけるほうが先決 ・全問正解のクイズで、指導は嫌なものというイメージを与えない ・丁寧なブラッシングの後の気持ちよさを、舌を使って実感してもらう ・自分で目標を立てて、やらされ感を持たせない
	2回目から	1．目標の達成状況を振り返る 2．歯垢染色 3．歯磨き：良かったところ、問題を自分で発見 4．自分で目標の達成ができたと思えば卒業、できていなければ自分で歯磨きの目標を立てる	・2回目に参加してくれたことを歯科衛生士が喜ぶ ・目標の中でできたところを見つけてほめる ・歯ブラシをチェック ・歯磨きカードを作り、きれいに磨けたらシールを貼り、達成感、充実感を持たせる
要観察歯CO、歯肉炎のある児童	初回	1．要観察歯CO、歯肉炎の説明、歯磨きで治したお友達の写真を紹介 2．ワンポイント・ブラッシング指導 3．自分で歯磨きの目標を立てる	・自分で要観察歯CO、歯肉炎を見つけることができるようにする ・CO、歯肉炎は自分で治せることを認識させる ・自分で一箇所だけのワンポイント・ブラッシングの目標を立てる ・出血しても心配ないことを教える ・前歯の写真を撮影
	2回目から	1．目標の達成状況を振り返る 2．歯垢染色 3．歯磨き：良かったところ、問題を自分で発見 4．自分で目標の達成ができたと思えば終了、できていなければ自分で歯磨きの目標を立てる	・2回目に参加してくれたことを歯科衛生士が喜ぶ ・前回の写真と見比べ変化したかどうか調べる。その理由を考える ・歯ブラシをチェック ・歯肉炎は高学年が多く、見た目を気にするので赤染は強制しない。目標部位の部分染めも可 ・歯磨きカードを作り、きれいに磨けたらシールを貼る
特別な配慮の必要な児童	毎回	1．水の入った透明コップで歯ブラシを洗いながら歯を磨いてもらう（砂時計で3分間） 2．歯垢染色、写真を撮る 3．歯磨き：歯磨きの順番を示したカードを使って、順番を決めて磨く 4．一緒に歯磨きの目標を立てる 5．写真、目標を連絡帳に入れ、家庭での指導、仕上げ磨きをお願いする	・根気よく関わる ・ブラッシング以外に問題が重なっていることも多い ・給食後、担任による誘導が必要 ・ブクブクうがいや、口遊びは、言葉、食べ方の訓練になる ・デンタル・ミラーの使用や、歯科衛生士による寝かせ磨きになれると、健診や歯科医院受診の練習にもなる ・連絡帳や参観で、保護者からの相談を受ける

個別指導のポイント

★歯垢の付着が多い、歯肉炎、要観察歯（CO）のある児童、特別な配慮が必要な児童には個別にブラッシング指導を実施します。

★昼休み・放課後の5～10分の短い時間で行います。

★問題があるから特別に呼び出されたという感じを持たせないよう、指導を受けたい児童は誰でも参加するように呼びかけています。

歯科衛生士の役割

★歯垢の付着が多い、歯肉炎、要観察歯（CO）があるなど、個別にブラッシング指導を行ったほうがよいと思われる児童を見つけます。

★小学教諭が、日常的な個別指導を実施できるようにアドバイスをします。

★口腔の問題における、歯磨き以外の原因を指摘します（歯ブラシ、口呼吸、スポーツ・ドリンク、舌癖など）。

★保護者から歯科保健の相談を受けます。

★小学教諭自身の、歯科保健の相談を受けます。

CHAPTER Ⅱ　歯科衛生士の活動の場を知ろう！

2. 学校保健

3) 中学校

対象者	事業内容	関連職種
1年（13歳）から3年（15歳）までの生徒、教諭、（保護者）。	文部科学省設置法、学校保健安全法、教育基本法、学校給食法に基づいて行われている事業。口腔の疾患や機能についての学習を行う。体験を通して、自分の口腔の状態を知る。気づいたことを発表する。そのことで、今後の目標を示す。	養護教諭、歯科医師、歯科衛生士、担任教諭。

実習の展開と学びの視点

対象者の動き	時　間	実習の流れ	学びの視点
登　校	8：25		・短縮時間は1学級45分講義
朝読書・朝礼	8：25〜8：35		
朝学活	8：35〜8：45	保健室にて、準備	
1校時 （1年1組）	8：50〜9：40	1年の内容 （クイズと体験学習：「口の中の汚れとは」）	学年それぞれに、健康教育を行う（P.67参照） ・各学年の違いを知る ・生徒の反応を見る ・生徒に感想を書いてもらう
2校時 （1年2組）	9：50〜10：40	1年の内容 （クイズと体験学習：「口の中の汚れとは」）	
3校時 （2年1組）	10：50〜11：40	2年の内容 （クイズと体験学習：「歯並びとは」）	
4校時 （2年2組）	11：50〜12：40	2年の内容 （クイズと体験学習：「唾液とは」）	
給　食	12：45〜13：10		
昼休み	13：10〜13：35		
5校時 （3年1組）	13：40〜14：30	3年の内容 （クイズと体験学習：「タバコの害」）	
6校時 （3年2組）	14：40〜15：30	3年の内容 （クイズと体験学習：「肝炎・エイズ予防」）	
終学活	15：35〜15：45	担当者反省会	・学年それぞれに、テーマが適合していたか、どうかを見る
清　掃	15：45〜16：00		・
一般下校	16：00		

2．学校保健　3）中学校

ここがみどころ

学校歯科医師、教育委員会、学校保健会、PTA などから依頼を受け、活動することになります。
その学校の特徴、生徒の生活状況により、提供する内容を考え、目的・目標を定めて、実施することが大切です。
義務教育を終了するのにふさわしい内容で対応します。

歯科衛生士活動の例「健康教育（集団）」

対　象	中学1年生　1クラス約30～40名		
指導者	歯科衛生士、養護教諭（補助）、クラス担任		
指導時間	1学年1クラス、40分として内容を設定		
指導内容	「クイズ」をベースに、内容を構成する（興味を持たせるため、クイズをする。体験学習をしていくと、自ずと答えがわかる		
準備するもの	手鏡、紙コップ、牛乳パック、滅菌ガーゼ、タイマー、筆記用具、デンタルグッズ、指導用媒体		

段階	実習の流れ	指導内容	指導の留意点
導入	あいさつ	日直が号令	
展開	○×クイズ	①歯に付いたベタベタしたものは食べ物です ⇒答え　×：プラーク ②口の中には多くの細菌がいる ⇒答え　○ ③いつも飲んでいるスポーツ飲料ではほとんどむし歯はできない ⇒答え　×：できる	クイズの内容は、1年、2年、3年それぞれ、違う内容で行う 例）1年生へのクイズ例： 　テーマ「口の中の汚れとは…」
	自分の口で体験	口の中の汚れ ガーゼを使い、歯をこする 舌をガーゼでこする	・プラークを染めずにどうしてわかるの？ ・こする前の歯を舌で触って感じてみる→こする→舌で歯をまた触る→前との違いがわかるか？ ・ガーゼをみて色の確認 ・嗅いでみた時の臭いは？
	色・におい	何でプラークがつく？	・プラーク・細菌 ・食べ物中身・砂糖・柔らかいもの ・噛むことなど
	口の機能	鏡に口の動きを写す	・唇・舌・頬・顎の動き、歯や歯肉、噛み合わせ、鼻呼吸と口呼吸の違い
	うがい	1分間、ブクブクうがいをして、吐き出し観察	・濁り・色・泡・食渣 ・何を食べたか？よく咬んだか？唾液をよく出したか？ ・食渣より（自分の食べた物がわかる？）
	口をきれいにする方法は？	口が汚れる場所は？（どうしてここが汚れるのか？）	・歯ブラシだけではないことを教える
	どの道具を使ったらよいか？	選んでみせる ガーゼ、ワッテ、糸、フロス等	・体験させてみる
	答え合わせ	簡単にデンタルグッズの紹介（デンタルフロスの大きさ）	・口腔についての情報が得られる地域の機関の紹介
まとめ	あいさつ	楽しかった。もっとつづけて	・日直号令
		終了	

指導計画のポイント

★学校側のスケジュールに合わせることになりますが、各クラスごと、または学年一緒に行うかによって、時間や内容も変えてきます。

★興味を抱くように、自分の体を使った体験学習を入れます。また、思春期に入る年代で恥ずかしいことや汚いことはやりたがらないため指導者が見本を示すなどの工夫していくとよいでしょう。

★歯科講習会などは、歯磨き指導になってしまいがちですが、そのようなことにならないように、まず自分の口の状態や食生活を振り返り考えてもらう場とします。そして、自然に口の中を清潔にする方向へ持っていきます。

★学年別に健康教育のテーマを設定します。たとえば2年生では「口の病気」「歯並びとは」「唾液とは」、3年生では「タバコの害」「肝炎・エイズ予防」などをテーマに、
①そのテーマにあったクイズを考えて
②そのクイズの中身を体験学習させ
③クイズの正解を知り日常生活に生かす
ように保健教育を実施していきます。

CHAPTER Ⅱ　歯科衛生士の活動の場を知ろう！

2. 学校保健

4) 高等学校

対象者	事業内容	関連職種
1年（16歳）から3年（18歳）までの生徒。	保健体育等の授業を利用して「思春期の歯ぐき健康づくり」をテーマに保健所からの「出前講座」として実施する。年に1回の特別講義の授業で行うことが多い。養護教諭の協力を得ながら、準備・実施・事後フォローまで行う。	養護教諭、保健体育科等教科担任、クラス担任、学校長、学校歯科医、歯科衛生士。

実習の展開と学びの視点

対象者の動き	時　間	実習の流れ	学びの視点
登　校	8：30		
1時限目授業（90分授業）	8：50	開始（保健所）使用物品・配布資料等の準備	・学校で実施する事業は、学校教育の一場面であることをふまえ、高等学校の学習指導要領（特に保健体育科）に目を通しておくとよい ・高等学校のホームページを事前に見ておくと、学校の雰囲気がつかめる
休憩・教室移動	10：20		
	10：35		
	11：40	保健所出発	
2時限目授業	12：00	学校に到着　スタッフ集合　学校長・養護教諭等に挨拶	
昼休み	12：05	スタッフ打ち合わせ　会場設営	・事業の流れの確認 ・効果・効率に配慮した設営
3時限目授業「保健体育」（P.69～71参照）（出前講座）	12：50（90分）	「思春期の歯ぐき健康づくり講座」 ①開始・オリエンテーション ②○×クイズ ③歯ぐき模型を用いた教育 ④糸ようじ体験 ⑤息さわやかチェック ⑥歯と歯ぐきの健康チェック ⑦舌ケアを学ぶコーナー ⑧体験学習を振り返って ⑨まとめ ⑩終了	・集団に対する講義 ・小集団に対する体験学習指導 ・個別指導 ・媒体の工夫（使い方・見せ方） ・対象者の反応（関心度・体験学習への取り組みの姿勢） ・対象者の理解度・習熟度
休憩・教室移動	14：20		
	14：35	後片付け　養護教諭とスタッフで反省会	・物品整理・会場の現状復帰 ・意見交換 ・事後フォロー方法の確認
4時限目授業	15：20	学校を出発	
	15：40		
	16：05	保健所到着　物品等の後片付け　書類の整理	・事後フォローの準備 ・実習で学んだことの確認
部活動・下校	17：00	終了	

2. 学校保健　4）高等学校

> **ここがみどころ**
>
> 高校生は、日ごろから大学受験や就職など、将来に向かって自分はどうしていくべきかを考えています。だからこそ、口腔を通して自分の健康についてじっくり考え、理想の大人像を描いてもらうのに絶好の時期です。疾患予防や早期治療の話題だけでなく、「きれいな歯や歯肉」「爽やかな息」をキーワードにして話を進めるのが効果的です。外見や口臭などの感覚的な事柄は、真の健康増進のための要素としては不十分かもしれませんが、他人に見せるのが恥ずかしくない口腔状態であることは、自尊心や自己効力感を高める重要な要素となります。小さな成功体験を見逃さず、認めてあげましょう。

歯科衛生士活動の例①「事業全体の流れ」

対象	○○高校　○年○組
指導者	歯科衛生士　○川○子、補助者（実習生）　○山○枝、○村○美
指導目標	①口腔を通して、自分のボディイメージを持てるようになる ②生活習慣病である歯周疾患の予防意識やセルフケア技術を身につける
準備するもの	手鏡、糸ようじ、健診用器具（ミラー、ＣＰＩ探針、ピンセット）、口臭測定器・ティッシュペーパー、チェック用紙、大型歯ぐき模型、大型糸ようじ、○×クイズ用具（パネル・軍手）、説明用口腔内写真（歯肉・舌）

段階	時間	実習の流れ	指導内容	指導の留意点
導入	10分	授業開始 オリエンテーション ・スタッフ自己紹介 ・本日のメニュー説明	・授業の流れを理解する	・明るく大きな声であいさつする ・説明はわかりやすい言葉を心掛ける
	10分	口腔や歯周疾患などに関する○×クイズ（10問）	・○×を書いた軍手を手にはめて、挙手により回答する ・正しい答えと解説を理解する	・生徒から笑顔を引き出す
展開	10分	歯ぐき模型を用いた教育 むし歯と歯ぐきのチェックで使う記号の事前説明	・健康な歯肉や炎症を起こした歯肉、歯周疾患の進行について理解する ・糸ようじの正しい使い方を学ぶ ・自分の状態を正しく把握するために記号の意味を知っておく	・大きな模型で関心を引き、自分の歯肉の状況や出血経験をもとに考えさせる ・未知の記号を知ることの楽しさを伝える
	50分	グループごとに各教室のコーナーを回る 《A教室》 ・糸ようじ体験学習 ・舌の観察 ・チェック用紙への記入 《B教室》 ・息さわやかチェック ・むし歯なりやすさチェック ・歯ぐきの元気度チェック ・舌写真や舌ブラシの見学	・歯肉をよく観察した上で、注意深く糸ようじを使用する ・舌は前方に出して、奥から中央部の舌苔付着の有無を観察する ・観察した結果を、チェック用紙に記入する ・各種チェックはスタッフの指示に従って受け、それぞれの結果から自分の口腔内状態を認識する	・歯肉出血が見られたら、出血していない部位との歯肉状況の違いを観察させる ・使用後の歯間のさっぱり感を体験させる ・舌も、歯や歯肉同様、毎日観察する必要性を理解させる
まとめ	10分	全員もとの席に戻る まとめ 授業終了	・本日の学習体験を振り返り、学びや思いを深める時間 a.いろいろな体験をしてどうだったか b.それぞれのチェックはどんな意味があるだろうか c.これからの生活で今日の学習はどう生かしていけるだろうか ・チェック用紙回収	・いろいろな学習を実施したことを称える ・生徒の率直な感想や意見を何人かに述べてもらい、皆で共有する ・元気に高校生活を過ごせるようにエールを送って終了する

指導計画のポイント

★自ら積極的に取り組む意欲を引き出すことが重要で、特に高校生に関心の高い「口臭」の予防と関連づけて、他人事でない講義内容にします。

★導入はとにかく楽しく、比較的簡単な○×クイズで集中を高めつつ、緊張をほぐすようにします。

★歯ぐき模型などの媒体は、担当者も使いやすく、対象者も理解しやすいよう工夫します。

★歯や歯肉のチェックは単なる受け身の歯科健診とせず、自分の状態を知る機会になるよう、できれば対象者に手鏡を持たせながら説明できると理想的です。

CHAPTER Ⅱ　歯科衛生士の活動の場を知ろう！

歯科衛生士活動の例②効果的な体験学習例「糸ようじ体験学習シート」

——自分でできる歯ぐき健康度チェック——

糸ようじを使ってチェックします。
鏡を見ながら矢印の部分に糸ようじを入れてみましょう。
入って血が出なかった場合は○、入って血が出てきた場合は△、
入らなかった場合は×を欄に書き込んでみましょう。

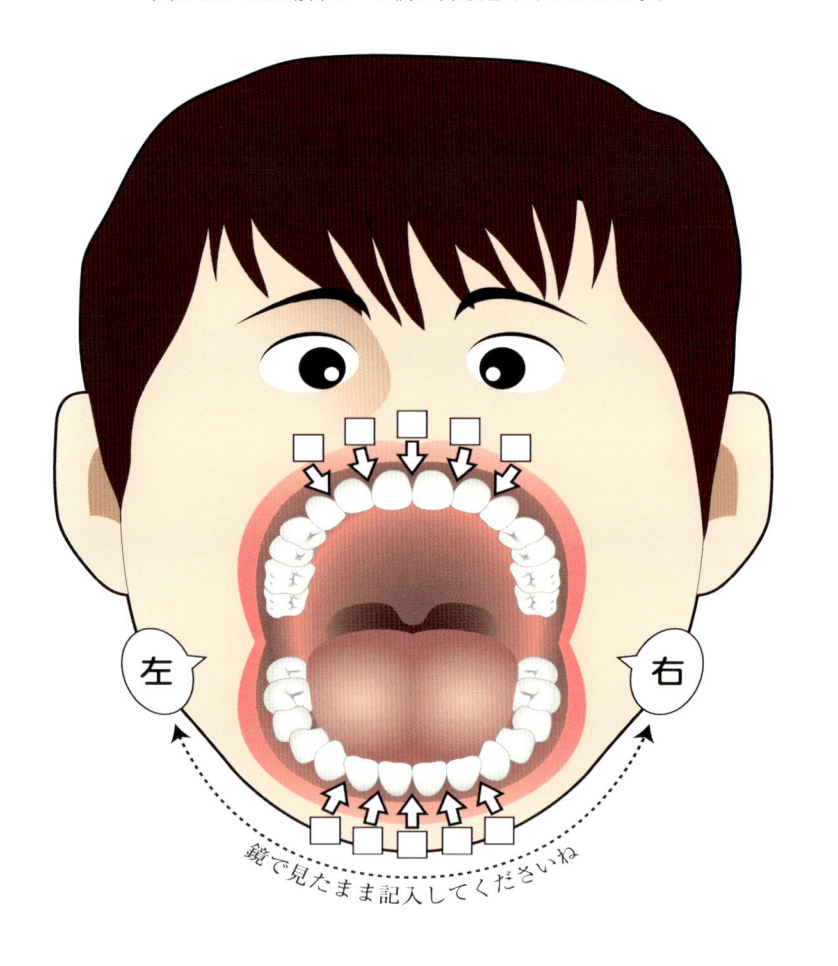

左　　右

鏡で見たまま記入してくださいね

1．舌を鏡で見て舌の色をチェックしてみましょう。

2．白や黄色の部分の面積はどれくらいか見てみましょう。あてはまるものに○をつけてください。わからなければ歯科衛生士さんか先生に聞いてください。

① 色合い：　0＝ピンク　　1＝白　色　　2＝黄白色　　3＝黄　色
② 面　積：　0＝な　し　　1＝1/3未満　　2＝1/3〜2/3　3＝2/3以上

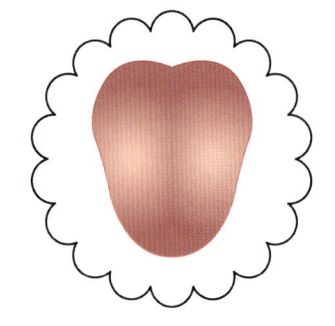

体験学習のポイント

★糸ようじ体験は、今後成人してからも習慣化されるように、具体的でわかりやすい手順で実施させましょう。

★パッと見てわかりやすく、取り組みやすいシートを整えましょう。

★体験学習で大事にしたいのは…
①**共感・気づき**（悩んでいるのは自分だけじゃないんだ）
②**希望**（やればできる。正しいケアで出血が止まる）

★養護教諭は、保健室で本音をこぼす生徒の素顔を知っているだけに、生徒の心のつかみ方をわかっています。体験実習中に、さりげなく生徒のようすを見てもらい、必要なら声掛けをしてもらいましょう。

★次の授業があるので、終了時間は必ず守ること。スムーズに進行するように、スタッフ相互に協力し合うことが不可欠です。

2. 学校保健　4）高等学校

歯科衛生士活動の例③効果的な体験学習例「媒体いろいろ」

歯ぐき模型：発砲スチロール製（高さ45cm・幅55cm・厚さ5cm）

- 健康な歯肉の外面
- 炎症のある歯肉の外面
- 付属の糸ようじ模型を使って歯間清掃法の説明ができます
- 裏面は歯や歯肉内部のようすがわかるようになっています

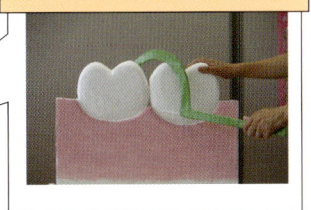

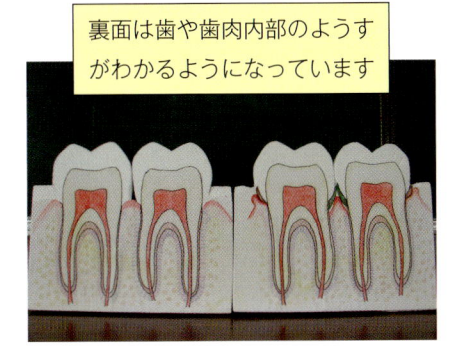

歯や歯周疾患に関するクイズ例　○か？×か？

- Q1. 80歳のほとんどの人は20本以上の歯がある
- Q2. 歯磨き時の出血は歯周疾患の始まりである
- Q3. 歯周疾患には痛みはない
- Q4. 若い人は歯周疾患にかからない
- Q5. 歯垢（プラーク）は食べかすである
- Q6. 歯周疾患は口臭の原因になる
- Q7. 歯周疾患は歯磨きで改善する
- Q8. たばこを吸うと歯周疾患になりやすい
- Q9. スポーツドリンクは歯に良い飲みものである
- Q10. フッ素はエナメル質を再石灰化する

個別指導のポイント

★口の中を他の生徒に見られたくない気持ちに配慮しましょう。

★一人ひとり生徒のタイプはさまざま。発言の活発な生徒に的確に対応すると同時に、おとなしい生徒にはそっと優しく声をかけて、積極性を引き出しましょう。

歯科衛生士の役割

★歯科衛生士である前に一人の大人として生徒に接することが重要。「大人になりたくない」と思っている生徒にも夢と希望を与えましょう！

★受験勉強や夜遊びで十分な睡眠をとっていない生徒も少なくないので、生活習慣と心と体、そして口腔とのつながりがイメージできるように、たくさんヒントを投げかけましょう。そのためには、あらゆる知識・情報を蓄えておくことが必要です。

CHAPTER II 歯科衛生士の活動の場を知ろう！

3. 成人保健

1）歯周疾患検診事業（単独型）

対象者	事業内容	関連職種
日常生活の場で、歯科に対し、何かしらの訴えを持ち、関心を強くしている方（成人一般40歳以上）。	保健所で実施される事業には、その根拠法令、あるいは自治体の単独事業がある。成人保健事業の大本は、健康増進法に基づき都道府県保健計画、市町村保健計画が策定され、予算を組み事業が実施されている。健康増進法に基づく事業の一環として成人歯科検診では、特に、歯周疾患ケアのあり方、予防策について、歯と食生活の視点からレベル向上を図ることを目的としている。	歯科医師、歯科衛生士、保健師、管理栄養士、事務職員。

実習の展開と学びの視点

対象者の動き	時　間	実習の流れ	学びの視点
会場到着	13：00（10分）	事前作業を紹介（長期計画）：対象の設定、周知（媒体、対象、日時、実施場所、持参品）	・円滑な流れを構築するための事前準備の重要性
受付 ホールにて待つ 会場へ移動		当日の流れ（短期計画）：会場準備、会場案内、流れの案内 受付（問診実施） 事務作業（盗難予防の案内、担当者掲示など） 待ち時間への対応（視聴覚教材、他職種の支援）	・事業の展開では、待ち時間を含め、事業の流れの中での、ロス・タイムを短縮 ・事故を防止、快適性と安全性を確保 ・個人情報、プライバシー保護の確保 ・検診器材の準備 ・パートタイマー（歯科医師、歯科衛生士、事務職など）への対応（文書、謝金、説明：マニュアルなど）
教室開始のあいさつと本日の案内	13：10（5分）	あいさつ 事業の流れ、目的、担当者の（自己）紹介	・参加者への接遇 ・社会性と一般常識
集団指導、保健教育（P.73参照）	13：15（45分）	検診、事後指導の場で必須となるミニマム・ナレッジ（知識）とレッスン（実技）	・指導教材（ポスター、モデル、電子媒体、リーフレット等）
誘導に従い歯科検診に移動	14：00〜（1分／人）	受付からの問診票受理 歯科衛生士（歯科医師）による検診への誘導	・検診票（フォーム、内容、集計、管理）
歯科検診（P.74参照）	（5分／人）	検診 検診票への記載と指導への誘導（重点指導事項、特記事項等）	・感染予防（予防衣、マスク、手袋、手指消毒） ・器材、器具
事後指導（個別）	（15分／人）	検診結果の説明とワンポイント・アドバイス 実習テクニックの必要ポイント部位を確認共有し、再度レッスン	・指導教材、指導記録 ・結果票（フォーム、内容）
継続教室の案内	（3分／人）	事後教室案内	・フォロー教室（目的）
他の成人対象教室紹介	（2分／人）	健康増進教室（栄養・運動・がん検診）などの紹介	・紹介先と目的
参加アンケート記入終了（対象者数、スタッフ数により終了時間は決まる）	（1分／人）	検診結果票受理 事業評価のための参加アンケートの実施	・アンケートによる事業評価（公平な評価表の設計） ・対象者周囲の方々への参加周知を要請
帰　宅	（15分）	他職種とのカンファレンス 実績の記録 事業報告	・他職種からの情報を積極的に集約し、一方、歯科情報を発信（これまでの管内の実態、個々のケースカンファレンス）（記録の価値を認識）
	（30分）	後片付け 会場、記録 器材、器具 教材、事務用品 実習記録記入 終了	・整理整頓、清潔を習得する ・個人情報の保護 ・感染予防対策

3. 成人保健　1）歯周疾患検診事業（単独型）

ここがみどころ

歯科（検診）に対する意識・認識には、参加者一人ひとり差異があります。そこでまず参加者の歯科（検診）への参加動機と関心度を見極め、短時間で動機付けを高め、定着するよう誘導することが求められます。観察と学び、そして自らの表現力をもって歯科の専門性の立場から、対象者の持つ健康増進のポテンシャルと満足度を高め、評価を得ることができれば、仕事の達成感は大きく、続く業務を円滑にし、楽しく進めることができます。事業を成功に導くには、事前の計画が重要です。事業参加予約時に、これまでの事業参加経験の有無、さらに口腔内の状況（義歯使用の有無等）を把握しておき、参加経験別、口腔内状況別のグループに分け小集団指導を行うことで、参加者の切実な問題に対し短時間で要領よくポイントを伝えることができます。

歯科衛生士活動の例①「成人歯科健康教育（集団）」（集団指導、保健教育の例）

健康教育（集団）指導案「成人歯科」

対象	一般成人（歯科検診）初回参加者　約20人
指導者	歯科衛生士　〇田〇子、補助者（実習生）〇川〇子、〇山〇子
指導目的	・口腔についての関心度アップを図る
指導目標	①口腔の健康レベルを知る ②歯周疾患ケアを体得する ③噛める食生活の価値を納得する
会場設営	机、椅子、電子媒体
準備するもの	手鏡、歯ブラシ、フロス、歯間ブラシ

実習の流れ		時間	指導内容
準備		30分	・会場設営　担当者で当日の流れの確認
受付		10分	・出席確認（問診実施）
集団指導 保健教育	導入	45分	・あいさつと自己紹介 ・本日の進め方（流れ）
	講話		・口腔の健康目標 ・咀嚼と摂取カロリー ・歯と健康な歯肉とは ・う蝕と歯周病について ・検診結果の見方
	実習		・自己の口を観察し、歯と歯肉の状態を確かめる ・日常の歯周病患ケア （フロス、歯間ブラシ、歯ブラシの使い方をチェック）
	まとめ		・実習でのポイント確認
歯科検診へ誘導	歯科検診の待ち時間に交流会		・参加者が気づいたこと、感じたこと、継続したいことを意見交換

指導計画のポイント

★事業計画では目標が設定され、目標達成に向け予算を適正有効に活用する必要があります。事業実施には、準備8割、当日2割（事業の8020である！）といわれ、準備の比重は高いものです。事前準備が当日の事業成果に大きく影響するので、実習では「見えない部分」（8割）をも「観て」下さい。例えば、住民への最初の事業アピールは広報での周知であり、コミュニティへの働きかけとなるチラシ等の勧奨媒体もおろそかにはできません。保健事業では、「個」の力をもって地域の健康力アップを図ることで事業目標を達成することから、一人でも多くの一般成人の参加を得ることが事業の根幹であり、実習では「観えない」部分でもあります。事業当日の必須ミニマム・ナレッジ（知識）とレッスン（実技）は、ポイントを絞り込むことが成功のカギです。

CHAPTER II 歯科衛生士の活動の場を知ろう！

歯科衛生士活動の例② 「成人歯科検診の記録」（記入例）（歯科検診の例）

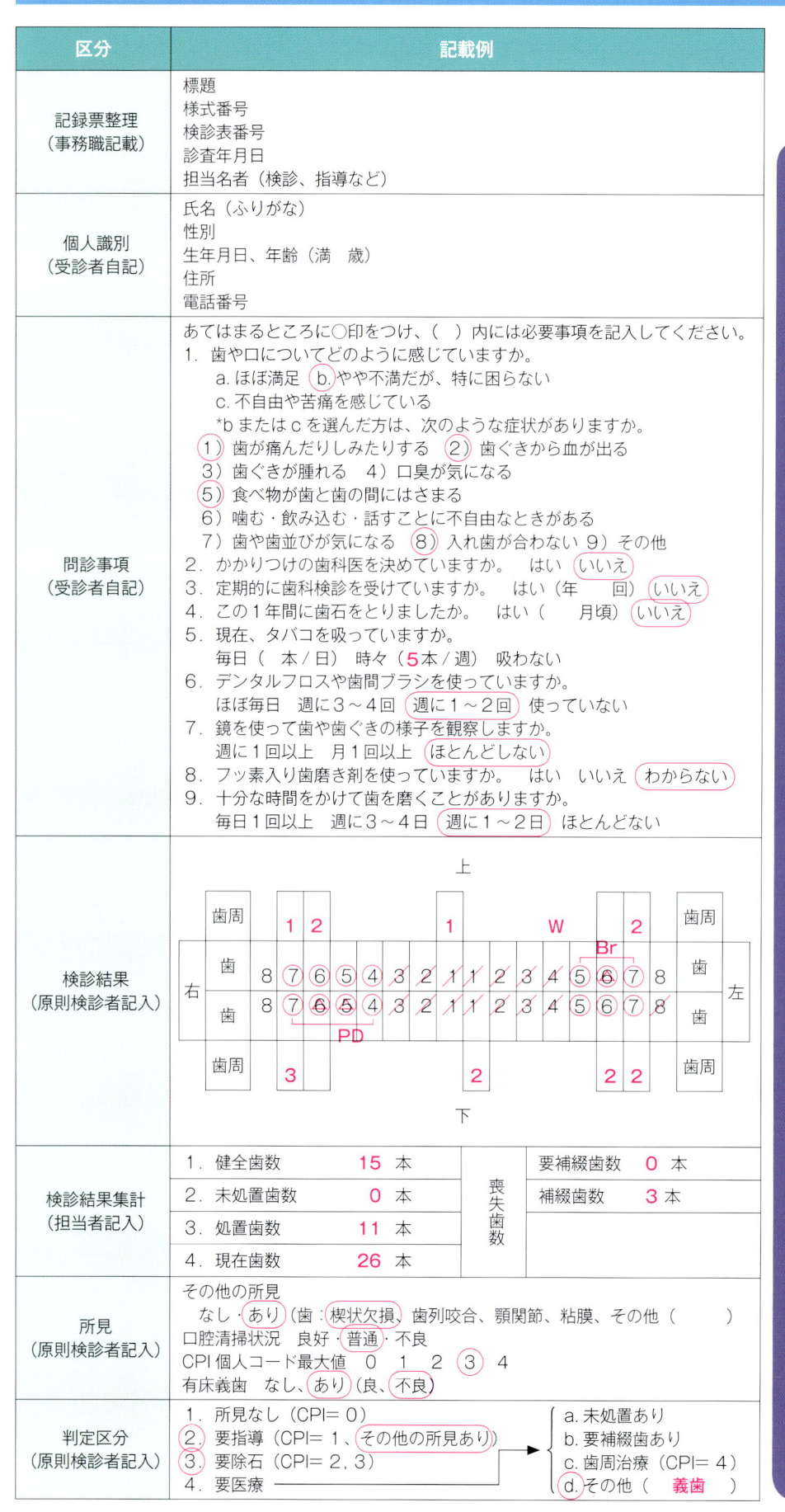

区分	記載例
記録票整理 （事務職記載）	標題 様式番号 検診表番号 診査年月日 担当名者（検診、指導など）
個人識別 （受診者自記）	氏名（ふりがな） 性別 生年月日、年齢（満　歳） 住所 電話番号
問診事項 （受診者自記）	あてはまるところに○印をつけ、（　）内には必要事項を記入してください。 1. 歯や口についてどのように感じていますか。 　　a. ほぼ満足　(b.) やや不満だが、特に困らない 　　c. 不自由や苦痛を感じている 　＊bまたはcを選んだ方は、次のような症状がありますか。 　(1)) 歯が痛んだりしみたりする　(2)) 歯ぐきから血が出る 　3) 歯ぐきが腫れる　4) 口臭が気になる 　(5)) 食べ物が歯と歯の間にはさまる 　6) 噛む・飲み込む・話すことに不自由なときがある 　7) 歯や歯並びが気になる　(8)) 入れ歯が合わない　9) その他 2. かかりつけの歯科医を決めていますか。　はい　(いいえ) 3. 定期的に歯科検診を受けていますか。　はい（年　　回）(いいえ) 4. この1年間に歯石をとりましたか。　はい（　月頃）(いいえ) 5. 現在、タバコを吸っていますか。 　毎日（　本／日）　時々（ (5)本／週）　吸わない 6. デンタルフロスや歯間ブラシを使っていますか。 　ほぼ毎日　週に3〜4回　(週に1〜2回)　使っていない 7. 鏡を使って歯や歯ぐきの様子を観察しますか。 　週に1回以上　月1回以上　(ほとんどしない) 8. フッ素入り歯磨き剤を使っていますか。　はい　いいえ　(わからない) 9. 十分な時間をかけて歯を磨くことがありますか。 　毎日1回以上　週に3〜4日　(週に1〜2日)　ほとんどない
検診結果 （原則検診者記入）	（歯式図：上下左右の歯周・歯の検査結果を記入）
検診結果集計 （担当者記入）	1. 健全歯数　15 本　　要補綴歯数　0 本 2. 未処置歯数　0 本　　補綴歯数　3 本 3. 処置歯数　11 本　　喪失歯数 4. 現在歯数　26 本
所見 （原則検診者記入）	その他の所見 　なし・(あり)（歯：(楔状欠損)、歯列咬合、顎関節、粘膜、その他（　　　）） 口腔清掃状況　良好・(普通)・不良 CPI個人コード最大値　0　1　2　(3)　4 有床義歯　なし、あり（良、(不良)）
判定区分 （原則検診者記入）	1. 所見なし（CPI＝0）　　　　　　　　a. 未処置あり (2.) 要指導（CPI＝1、(その他の所見あり)）　b. 要補綴歯あり (3.) 要除石（CPI＝2, 3）　　　　　　c. 歯周治療（CPI＝4） 4. 要医療　　　　　　　　　　　　(d.) その他（義歯）

歯科検診の流れ

受付
参加者の会話や表情を観察し、コミュニケーションを図るための情報を得る。

集団指導・保健教育
専門用語については、難しいことをやさしく、簡明にして、感銘を与えること。

検診票受理
問診から主訴を読み取り、検診医に伝える

検診呼び込み
本人確認。誘導を歯科医師が行うならば、検診の前に受診者との初対面の場を設けることができ、歯科医師と受診者との距離を短縮できる。

歯科検診
検診票誤記入防止。検診結果の重点指導事項、特記事項記入。専門的で的確な展開が求められる。検診結果は自らが「解説者」となり、わかりやすく簡潔な説明対応をする。

事後指導
検診結果に基づく、ワンポイントアドバイスと個別レッスン。継続教室案内。検診結果と指導については、検診者と指導者間で標準化が必須。受診者のレベルを評価しつつ、自らも具体的に評価される場となることを認識する。検診結果に応じ、継続教室を参加勧奨し、事後の状況確認。

（注：検診記録票の例中、左端の区分は、票を作成する際の目安として記載。実際には、記述不要）

3. 成人保健　1）歯周疾患検診事業（単独型）

歯科衛生士活動の例③「成人歯科検診結果のお知らせ」（票）の記入例（複写式で使用）

区分	記載例
お知らせ票整理 （担当者記載）	標題 様式番号 お知らせ票（検診表）番号 診査（お知らせ票発行）年月日 担当者名（検診、指導など）
個人識別 （あて先） （担当者記載）	氏名 以下、必要であれば、性別、生年月日、年齢（満　歳）、住所、電話番号
検診結果 （担当者記載）	歯科検診の結果は、以下のとおりでした。 1．良好です 　これからも定期検診を受けながら、お口の健康を保つようこころがけましょう。 ②．軽い歯肉の炎症があります。 　歯の磨き方等の指導を受け、ていねいに汚れを落とすようにしましょう。 ③．次の症状について、かかりつけの歯科医院等で、詳しい診査や治療を受けましょう。 　ⓐ.歯石 b.歯周病の治療 c.歯の治療 ⓓ.義歯やブリッジ e.その他（　）
検診結果 （原則検者記入）	（歯式図） 記号の説明

歯の状況

記号	意味
ーまたは /	健全歯
$C_1 \sim C_4$	むし歯
C	治療中
C"	治療後に再度むし歯になった歯
W	強い力で磨きすぎて削れた歯
CW	強い力で磨きすぎて削れた歯（要治療）
○	治療済みの歯
×	歯がないが治療の必要が無い部位
△	歯がなく、義歯等が必要な部位
⊚	歯がなく、義歯等が入っている部位
Br	ブリッジ
PD	部分義歯
FD	総義歯
IN	インプラント（人工歯根）

歯肉の状況（CPITN）

記号	意味
0	健全な歯肉
1	歯ぐきからの出血あり
2	歯石あり
3	浅いポケット
4	深いポケット

個別指導のポイント

★「解説者」として、検診結果をわかりやすく簡潔に伝え、検診結果を参加者と私たちで共有する場です。一連の検診の場で観察されたこと、検診や受付等で問診されたこと、そして相談されたことなどから得られた参加者の生活背景、歯科に対する意識をふまえ、意識の変容を促し、セルフケアが特に必要とされる口腔内部位の確認とその方法の習得を促します。私たちは、日々観察力や感性を磨き、実践基礎力を豊かにし、参加者との共鳴度を高め、機に応じた対応で臨まねばなりません。

歯科衛生士の役割

★私たちは、業務の対象になる方々、そして関連する周囲の他職種の方々から、絶えず評価されていることを忘れてはなりません。その評価を自ら向上させる動機付けとすることが、自らの力をたくましくし、参加者へのより良き歯科サービス提供へとつながります。それが「共育」であり「協育」でもあります。このスリリングさとそこにある「苦」を「楽」に転換することが、実は、自らの生涯目的です。
「さらば鈍感力、磨がこう共鳴力」。日々基礎力の積み重ねの大切さを忘れずに！

CHAPTER Ⅱ　歯科衛生士の活動の場を知ろう！

3. 成人保健

2）特定健康診査・特定保健指導

対象者	事業内容	関連職種
特定健診対象者、希望健診者、40〜74歳の被保険者・被扶養者。	平成20年4月「高齢者の医療の確保に関する法律」により40〜74歳の被保険者・被扶養者を対象にメタボリックシンドロームに着目した特定健診・特定保健指導が義務づけられた。対象者には、腹囲測定等のほか、オプションで咀嚼能力判定を行うこともある。	保健師、看護師、保健推進員、（管理）栄養士、医師、歯科衛生士、事務職員、エックス線技師、臨床検査技師。

実習の展開と学びの視点

対象者の動き	時　間	実習の流れ	学びの視点
	8：30	前日準備、当日準備の最終チェック スタッフ最終打ち合わせ	・健診の流れの確認
受　付	9：00 順次、来場し、検査を受けていく	時間前来場者の番号札管理 健診一部負担金の支払い・受取り 問診記入・未記入の確認	・受付場所への誘導 ・問診票の確認
待　機		待機者数により検査場所へ人を振り分ける 胸部エックス線、尿検査、血圧測定、身長・体重測定、腹囲測定、問診確認、チェックリストの確認	・検査にかかる時間と待機者数によりどの検査場所へ行ってもらうのか判断する
検査場所へそれぞれ移動		検査場所への誘導、チェックリストの確認 　※RSSTは、特定高齢者該当者に実施 　（担当：歯科衛生士または保健師） 　保健師による判定 　　上記の検査記録から 　　①医師の診察 　　②心電図・眼圧測定 　　③RSST 　　該当する検査を判定する	・RSSTの理解
血液検査		検査場所への誘導	
健診の最終チェック		待機者の順番誘導 最終チェック後、対象者は、咀嚼能力判定検査へ	
咀嚼能力判定検査		検査場所への誘導（特定健診対象者） 歯の問診票のチェック 咀嚼能力判定検査の説明、実施、結果の説明、簡単な助言等（P.77、78参照）	・コミュニケーション ・歯の問診票 ・咀嚼能力判定ガム ・判定結果から情報提供、助言等
帰　宅	11：30	出入り口への誘導 後始末	・使用器具・器材やゴミの後片付け
		報告	・情報交換、情報共有、気づき
		終了	
1ヵ月半後、受診者に結果・お知らせ等の通知が届く		基本健診、特定健診で判明した特定保健指導対象者へのフォローアップ集団、個別指導、情報提供、助言（6ヵ月後、評価へ）（P.79参照）	・生活習慣病に着目した歯科保健指導

3. 成人保健　2）特定健康診査・特定保健指導

ここがみどころ

実は、特定健診・特定保健指導に歯科が加わることは現在のところ、非常に難しいのが現状です。しかし、口腔の健康と生活習慣病の関連を他職種に伝え、連携を図っていく努力を歯科衛生士として働きかけていくことは重要です。

一方、受診者は、基本的健診への関心は高いのですが、口腔機能へのそれはまだまだ低いのが現状です。それを健診・指導の中でどう知らせ、モチベーションを高め、生活習慣への定着につなげていくかがポイントです。そのためにも、口腔の健康と生活習慣病の関連性をしっかりと理解しておきましょう。

歯科衛生士活動の例①特定健診の中の歯科部門「咀嚼能力判定検査の実施方法」

<咀嚼能力判定ガム実施方法>

準備するもの	問診票、結果記入表（本人用・控用）、アンケート用紙、白紙、筆記用具、タイマー、咀嚼能力判定ガム、方法・判定補助用紙、セロテープ、用紙入れ（3ケ）、ゴミ箱、ゴミ袋、輪ゴム、記録板（1回でできる人数の2倍数）、テーブル（施術用・物品用）・椅子：必要数、情報提供パネル	
1　問診の記入	問診票・結果記入表・アンケート用紙を重ねたものを対象者に渡し、記入してもらう	スタッフB 問診票等、筆記用具（待機者がいない場合、テーブルで記入してもらう）
2　記入のチェック	問診票の記入漏れ等のチェック、合計点数の確認	スタッフA・B
3　咀嚼能力判定ガムのやり方説明	スタッフAが対象者に説明（ガムを出し、噛む準備をしてもらう） （スタッフBは、待機者に問診票を渡す） ※人数によりスタッフCが問診票の準備・手渡し	スタッフA スタッフB（スタッフC）
4　ガムの咀嚼	合図によりガムを噛む（2分間） ※ガムを噛んでいる間にアンケート記入してもらう（噛むことがおろそかにならないように声かけ）	スタッフA（タイマー）
5　判定	2分経過したら、合図により白紙にガムを出し、各自判定する。スタッフは確認し、本人用結果用紙に記入を促す。控え用には、スタッフが記入する	スタッフA・B 白紙・判定補助用紙

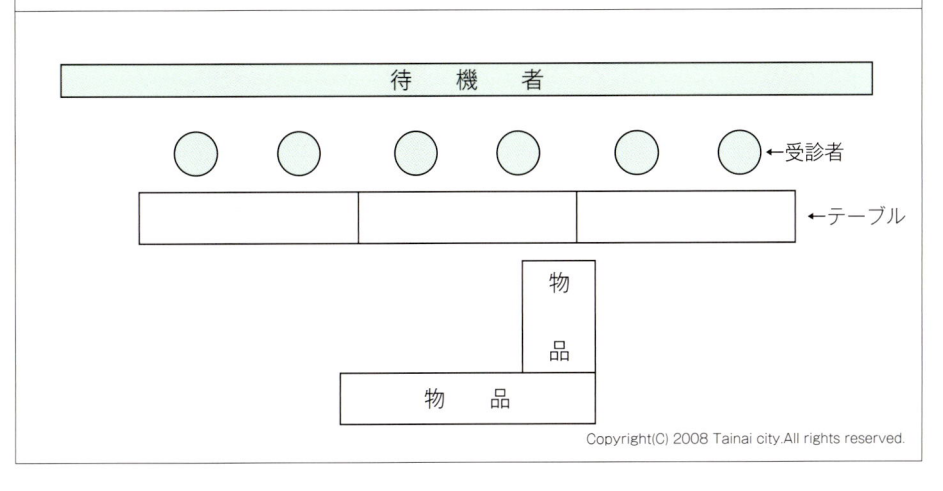

実施のポイント

★ここでは歯科衛生士のみならず、さまざまな職種がかかわるため、流れ、物品の確認など綿密な打ち合せやスタッフ間のコミュニケーションを事前に図っておくことが大切です。

★健診が終わったら、他職種とともに助言内容の確認や反省をケース別に行い、情報を共有化します。

★健診時の簡単な助言等と保健指導時の受診者の口腔内の把握、口腔清掃方法、定期健診の勧め等、運動、栄養と関連づけ、他職種との連携を図りながら、地域住民の健康の保持・増進の一助となるよう努めます。

★また、結果の分析をすることで、他職種への働きかけや受診者への説明がより強固なものとなります（参考資料として、「メタボリックシンドロームと歯や口の健康」パンフレット使用：新潟県、（社）新潟県歯科医師会作成）。

Copyright(C) 2008 Tainai city.All rights reserved.

CHAPTER II　歯科衛生士の活動の場を知ろう！

歯科衛生士活動の例② 「咀嚼能力判定検査結果の個別指導例」

受診者：男性　年代：60代　ガム判定：3　問診：15点
その他：歯医者嫌い、部分義歯使用

＜検査結果＞

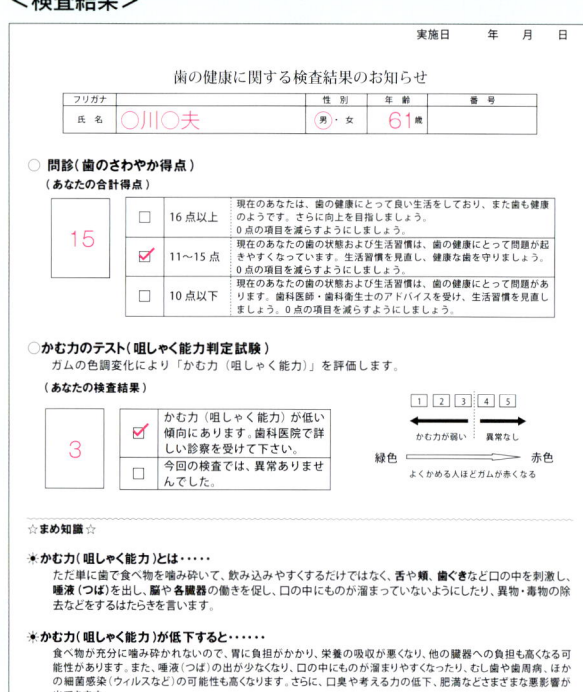

←ガム判定の結果から咀嚼能力は高くないため、何らかの口腔内の問題が考えられる。

＜受診者への配布資料＞

特定健診(歯科)の流れ

- 咀嚼能力判定検査（歯科衛生士担当）
  問診（歯のさわやか得点）
  （スタッフが問診票の記入漏れや合計点数を確認）
- 咀嚼能力判定検査と検査でわかることの説明
- 結果判定
- 歯科衛生士による説明・助言
  （判定結果を受診者に示し、ワンポイント指導、助言、受診勧奨などを行う）
- 保健師らへの報告
  （特に気になった受診者は早急なフォローアップのために即日報告）
- フォローアップの集団、個別指導

個別指導のポイント

＜判定結果の説明＞

咀嚼能力判定ガムの判定
1～3：低い、4～5：高い

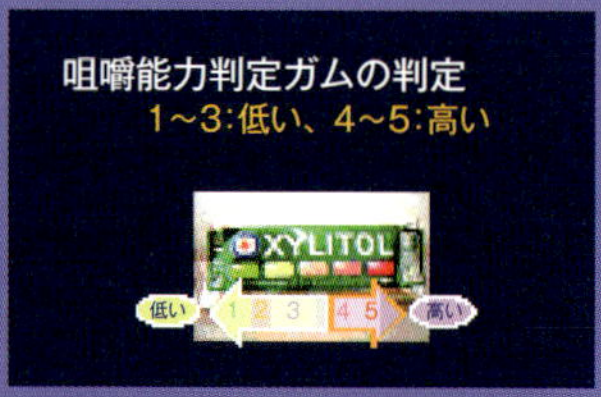

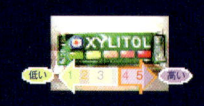

★咀嚼能力判定ガムの色と問診の点数を合わせ、判定します。
★その結果、口腔内がどのような状況なのかおおよそ説明し、簡単な助言や受診勧奨等行います。
★本頁の事例の場合、ガム判定の結果は、15点から咀嚼能力は高くないため、噛みづらい、食べにくい、義歯が外れやすいなどの、何らかの口腔内の問題が考えられました。そこでまずは、全身の健康と歯、口との関連性などをお話しするとともに、歯科医院への通院や定期健診を推奨しています。

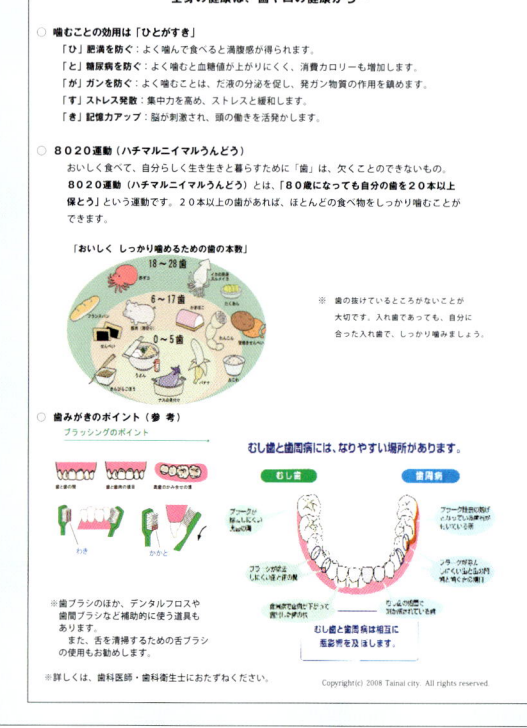

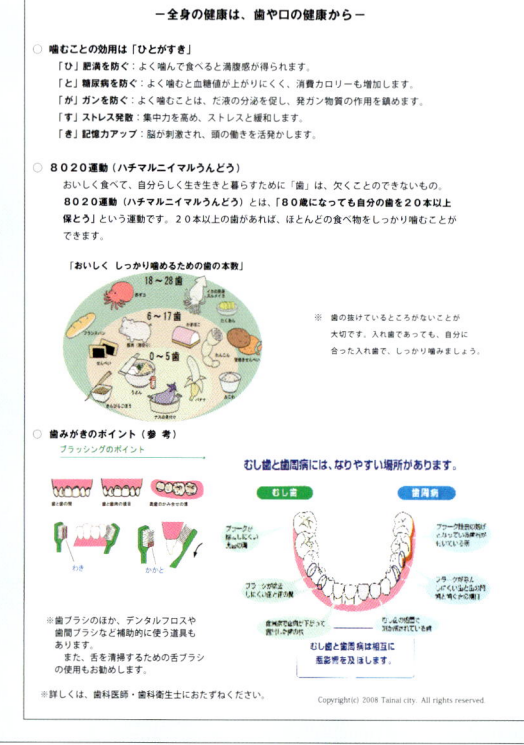

78

3. 成人保健　2）特定健康診査・特定保健指導

歯科衛生士活動の例③「基本健診・特定健診結果による特定保健指導対象者へのフォローアップの集団指導例」

支援の種類	回数	支援経過期間	支援形態	支援時間（分）	プログラム内容　※計測は腹囲は必須
初回面接　※動機づけ支援と同時実施	初回面接	初回面接	グループ	120	・保健師による講話「特定健診結果からみた自分の体：減らそう内臓脂肪、増やそう健康!!」 ・栄養士による講話「見直そう食生活、身につけよう運動習慣」 ・小グループでの話し合い ・行動目標・行動計画の設定 ・血圧、体重、腹囲計測
継続的な支援（3ヵ月以上）	1	2週間後	個別A	30	・初回面接の確認、行動目標・行動計画の振り返りと行動変容に向けた支援
	2	1ヵ月後	グループ	120　※うち実践指導30分	・保健師、栄養士による講話「食事と運動を組み合わせて体力アップ!体重ダウン!!」 ・運動実践指導 ・小グループでの話し合い ・歯科衛生士による講話「歯の健康」
	3　中間評価	2ヵ月後	グループ	120　※うち実践指導20分	・血圧、体重、腹囲計測 ・保健師、栄養士による実践指導 ・小グループでの話し合い ・行動目標・行動計画の振り返りと再設定、自己評価（中間）
	4	3ヵ月後	電話B	5	・励ましの電話
	5	5ヵ月後	電話B	5	・励ましの電話
6ヵ月評価	6	6ヵ月後	グループ	60	・保健師、栄養師による講話「総まとめ」 ・小グループでの話し合い
	最終評価		評価	60	・6ヵ月間の振り返りと自己評価 ・血圧、体重、腹囲計測
計	6回	6ヵ月		520	

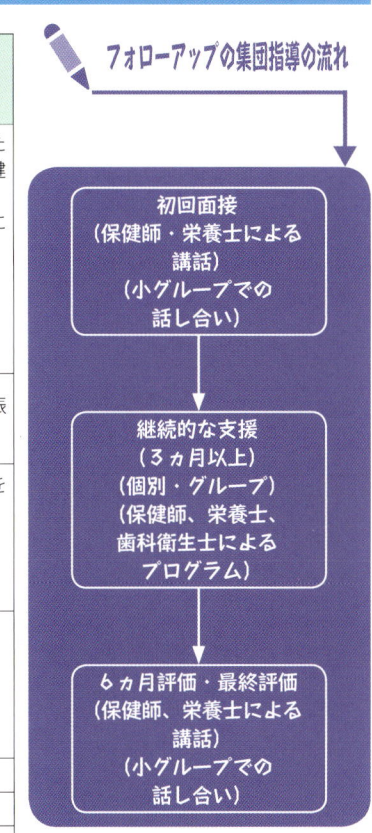

フォローアップの集団指導の流れ

初回面接
（保健師・栄養士による講話）
（小グループでの話し合い）
↓
継続的な支援
（3ヵ月以上）
（個別・グループ）
（保健師、栄養士、歯科衛生士によるプログラム）
↓
6ヵ月評価・最終評価
（保健師、栄養士による講話）
（小グループでの話し合い）

実施のポイント

★健診・指導に関わる職種に「口腔機能とメタボリックシンドローム」の分析結果を示すことで、口腔機能に対する理解が得られやすく、指導時の連携も図られやすくなります。

歯科衛生士による講話の実際（お口の健康づくり）

保健師	・「早食い」を認識し、しっかり噛んで食べる習慣を身につけることが肥満防止につながることを理解する ・どのように食べているか考えてもらう ・早食いの認識 ・しっかり噛んで食べる習慣を身につけることが肥満防止につながることを指導する	・早食いは食べすぎのもと（食事にかかる時間、食べる時間をどう感じるか、なぜ早食いになってしまうのか？） ・だんだん噛まなくなってきている（卑弥呼の時代、戦前、現代人の噛む回数は？） ・よく噛んで肥満予防（早食いを防ぐためには？） ・できることから始める意識・行動（目標は一口食べて30回噛むこと）
歯科衛生士（2名以上）	・きちんと噛むために、自分の歯または入れ歯を手入れする	正しい磨き方を実技指導する（入れ歯の手入れも含む） ・自分の口腔内をチェックする。 ・パンフレット等を利用し、歯や歯肉、義歯、舌等の清掃の必要性をわかってもらう（この時に運動するためには筋力・体力が必要なこと、筋力・体力の維持には、栄養が必要なこと、栄養をとるためには、口腔が健康でなければならないことを含めて話す） ・実技指導の実施（参加者を回り、ポイント指導を行う） ・実技前の講話の復習（健診の分析結果を織り交ぜながら）と定期健診のすすめ（年に1回の健康診断に皆さんが来れるように、歯医者へも年に1、2回は行って、健診してもらうことで、歯科の治療にかかる時間とお金が少なくて済むことやかかりつけの歯医者をもつことで、しっかりとした口腔管理ができることなどを伝える）
保健師		・歯の手入れについての話を聞いてどうだったか？普段の歯の手入れについて振り返ってもらう（GW）

CHAPTER Ⅱ　歯科衛生士の活動の場を知ろう！

4. 老人保健

1) 地域支援事業　①一般高齢者

対象者	事業内容	関連職種
地域に在住する65歳以上のすべての高齢者。	現状では包括支援センターとの連携は、具体的にほとんどないのが特定高齢者施策である。特定高齢者に対しての教室の一部を一般高齢者対象の本教室とコラボして実施することにより、高齢者同士が楽しく支え合う教室となり、双方に良い影響を与えることがある。そういう観点から地域包括支援センターでも「楽しく参加できる教室」として、特定高齢者にも積極的にアプローチしてもらっている。	歯科衛生士、保健師、言語聴覚士、理学療法士、作業療法士、管理栄養士、医師、地域ボランティア、自治会、社会福祉協議会職員など。

実習の展開と学びの視点

対象者の動き	時間	実習の流れ	学びの視点
世話役のボランティアが会場の準備等をしている	12:40〜13:00	会館へ到着 世話係の地域のボランティアにあいさつする 今日のテーマや手順について簡単なミーティングをしておく	・参加者の年齢層や男女比、地域の話題などを世話係の方に確認しておく（健康教育には事前リサーチが大切である。タイムリーな話題展開へとつなげるため）
対象者来場	13:00〜13:30	早い方は30分前に到着するので玄関で出迎えし、声かけする 「こんにちは〜、いいお天気ですね」など 椅子に座りにくそうにしている方や荷物が大きい方には手を貸す 友人・夫婦は隣などになれるように配慮する お茶やお菓子の配布（ペットボトルなどもよい） 配布資料は机の上に配っておく	・出迎えて、声をかけることにより親近感をもってもらう ・仲良しグループやご近所、夫婦は隣同士などで座ってもらうほうが後の健康教育が進めやすく、盛り上がる ・お茶は健康教育の中で、飲み込みテストなどにも使える ・会館によっては座布団の場合もあるので、後列には椅子も用意しておく
健康チェック	13:30〜13:45	保健師による血圧測定 （来所した順番に始める） 体調不良の方は、あらかじめチェックしておく 測定した血圧は必ずメモなどに記録して渡す（血圧手帳を持参される方もいるので記入をする）	・参加者の表情や動きをよく観察しておくこと ・キーパーソンになる方もチェックしておく ・声かけを忘れずに ・冬季は厚着をしていて腕が出しにくいことが多いので手伝ってあげること
老人会の会長のあいさつ	13:45〜13:47	会長があいさつする間は、少し離れた横で聞いておく。終わったら拍手をする	・会長の名前は覚えておく ・あいさつの話は少しでも記憶しておくこと（後で取り入れる）
歯科衛生士あいさつ		健康教育に招かれたお礼を言う 季節や話題を取り入れたあいさつを心がける	・自己紹介なども取り入れ雰囲気を和ませる ・〜先ほど、会長さんもこのように言われていましたが…など （反復することは効果的である）
健康教育（P.81参照） 講話を聴く 8020健口クイズ ご長寿○×クイズ からだのストレッチ体操 （休憩をかねる） 健口体操	13:50 14:00 14:20 14:35 14:40	生きがい、楽しみ、趣味は何か？聞いてみる（5名程度） いきいき元気生活のために「口の健康づくり」が大切であることを伝える じゃあ、おいしく食べるために必要な歯の数は？→8020クイズ ○×うちわを配布 義歯の手入れや歯ブラシの交換時期など簡単なクイズを紙芝居でする 簡単なストレッチ体操をする からだのストレッチから口のストレッチへ、口腔機能の重要性について 唾液量の不思議（ペットボトル） 健口体操は媒体などを用いて説明し実施する 歯科衛生士がデモをする	・ゆっくりわかりやすく、簡単なことばで話す ・笑顔を忘れずに視線は常に全体を見渡す ・キーパーソンを見つけるとやりやすい ・常に参加者を巻きこむこと ・クイズの答えは一つひとつ、その場で確実に示す ・からだのストレッチはごく簡単なもの（伸びとか深呼吸など） ・立ちにくい方は座ったままでよい ・健口体操などは、できるだけ媒体を用いて説明する ・唾液腺マッサージはゆっくり確実に行う。力まかせにやらないように注意する。実際に唾液が出てきたか聞きながら行っていく ・媒体がないときなどは、会長に前に出てきてもらって、モデルを務めてもらうのもよい
おしまいのあいさつ 見送り	14:55 15:05〜15:15	質問がないか聞く 長い時間聞いてくれたことのお礼を言う あいさつ できる限り、ひとりひとりに声をかける 「お疲れさまでした」 「続けてみてくださいね」 「楽しかったです」など…	・今日からできるところを始めることと、継続の大切さを話す ・聞いて下さったことへのお礼を言う ・笑顔を忘れずに ・ねぎらいの気持ちを込めて ・握手も効果的である
後片付け	15:15〜15:30	会場は必ず元通りにすること 簡単な掃き掃除や拭き掃除もする ボランティアがする場合は手伝う	・地域会館等は地域住民にとって大切な施設である。大切に借りるようにする
カンファレンス	15:30〜16:30	個々に気付いたことや、感想を述べていく（気になったことや嬉しかったことも含めて細かく出し合う） 改善すれば良い点などを話し合う （時間配分、流れなどについて） 記録を残す	・教室の内容を細かく振り返ることにより、次回の教室が少しでもより良い設定ができるようにする ・小さなことでも記録することが、次回へとつながる
終了		会館の管理人にあいさつとお礼を言う	

4．老人保健　1）地域支援事業　①一般高齢者

ここがみどころ

高齢者が楽しく無理なく参加できる設定が大切です。そのことにより、引きこもり予防や仲間作りにつながることもあります。プログラムは口腔ケアと口腔機能向上を組み合わせて考えましょう。媒体なども積極的に使うと効果的です。やさしい言葉で繰り返し、わかりやすくゆっくりていねいに説明することが必要なので、時間に余裕を持った設定を考えましょう。

また、高齢の方に多くみられるのが「もう手遅れ…」「いまさらおそい…」などというあきらめモードです。しかし決しておそくはない、放っておくと必ず歯を含めた機能の低下が進むことを伝えましょう。教室を通して「自分の歯や口で食べること」の大切さに気づいてもらうことがとても重要なポイントになります。そして、とにかくできることから始めましょう！と力強く勧めることが大切です。

歯科衛生士活動の例①「健康教育（集団）例」

＜事例１＞　「地域定例老人会での健康教育」

○時　　間：午後１時半から３時
○実施場所：地域の公民館
○担当者：保健師（地区担当）・歯科衛生士　各１名
○準備するもの

> ①パンフレット（健口体操、お口の手入れ）
> ②8020健口クイズ（歯が何本あれば食べることができるかのクイズ）
> ③歯ッピー紙芝居（口腔ケアに関する情報などを絵で見せる）
> ④○×うちわ（表裏に○と×）
> ⑤指導用　顎模型と歯ブラシなど
> ⑥ペットボトル（１L～２L）→唾液量を見せます　　　　などなど

1）保健師と歯科衛生士からごあいさつ（自己紹介も）
　お茶・パンフレット等はあらかじめ机の上においておく

2）まず、元気な生活のために口の健康が必要であることを話す（目的を明確に）
　例：趣味、生き甲斐、楽しみなどを聞き、そのために「口から食べる」が大切など

3）8020健口クイズ
　さまざまな料理や食材（酢ダコ、せんべい、フランスパン、うどん…など）の絵や写真を見せて何本歯があれば食べることができるか答えてもらう

4）ご長寿紙芝居
　歯ブラシの大きさや歯磨剤のつけ方、義歯の取扱方法などを絵に描いて正否を○×うちわで答えてもらう

5）からだのストレッチ体操
　簡単にその場でできるストレッチ体操をする（腕伸ばし、首回し、深呼吸などでOK）

6）健口体操
　１日の唾液量をペットボトルに入れた水で実感していただく。（子ども・成人・高齢者）ごとに唾液量が減少することを伝えて健口体操へつなぐ
　顔面体操・舌体操・唾液腺マッサージをゆっくりデモしてみせる。→一緒にやってもらう→余裕があれば会長に前に出てきてもらってお手本になってもらうのもよい

7）終わりのあいさつ
　目的の再確認と継続することの大切さとを話す

指導計画のポイント

★この事業は出前講座などの出張健康教育です。対象者は、「今日は老人クラブの定例会の開催日だなー、ちょっと早めに行っておしゃべりしてこよう！！」、「あれー、Aさんまだ来てないわ…。一緒の席に座りたいから、場所とりしておこうっと」といったのりでやってきます。高齢者が楽しく参加できるような参加型健康教育を行っています。

★理解しやすいように媒体を使うようにします。健康教育の時間は１時間くらいが目安です。長くなる場合は休憩や軽い運動を入れます。設定は話と実習を組み合わせて考えます。また、飽きやすいのでネタは短いものを数個用意したほうがよいでしょう。

★ここでは「咀嚼・嚥下」といった口腔機能のメカニズムをわかりやすく解説したり、顔の表情筋や舌・唾液腺など、口腔機能を若々しく保つために重要な筋肉などを鍛えるための「顔面体操・舌体操・唾液腺マッサージ」等を高齢者と一緒に楽しみながら行います。

★顔面体操、舌体操、唾液腺マッサージの内容は、高齢者が生活の場でいつでも見ることができるように、わかりやすく簡単な挿絵を中心としたパンフレットなどを作成し、冷蔵庫のドアやトイレの壁、洗面所などに貼ってもらえるような工夫も大切です。

CHAPTER Ⅱ　歯科衛生士の活動の場を知ろう！

歯科衛生士活動の例②「健康教育（集団）例」

＜事例２＞　管理栄養士・言語聴覚士・歯科衛生士による健康教育（2日間コース）
「元気な高齢者のための食育講座」

○日　時：1日目　10時から11時半
　　　　　2日目　10時から12時半
○実施場所：市町村保健センター
○担当者：管理栄養士2名・言語聴覚士1名・歯科衛生士2名

1日目

○準備するもの

①パンフレット（健口体操、ブクブク体操など）
②傘袋、ストロー、セロテープ
③嚥下解説図（飲み込みプロセスを説明する）
④鏡（手鏡でもよいが、卓上のものが望ましい）
⑤スライド（液晶プロジェクターとパソコン）

◎流れ
1）スタッフ紹介を兼ねてのあいさつ

2）オリエンテーション（教室の全体像をのべる→簡単に教室プログラムの説明をする）

3）歯科衛生士の話　（30分）→スライドを用いてわかりやすく
　・あなたの楽しみは？
　・いきいき元気な健康寿命とお口の健康との関係
　・主観的健康観、生涯現役宣言について
　・高齢者の健口づくり（口腔ケアの面から）

4）言語聴覚士の話　（1時間）→スライドを使用
　・むせ、飲み込み障害予防のために（唾液の働き、呼吸のコントロールなど）
　・発音するときの口や舌の動き
　・ブクブクうがいを三三七拍子でする
　・発声練習
　・口腔機能（顎、頬、口唇、舌、軟口蓋）

5）傘袋オリンピック
　・傘袋（雨傘用ビニール袋）にストローを半分ほど入れて、口をしぼり、セロテープを巻きつける
　　→空気がもれないように、しっかりと巻きつける
　・深呼吸を2～3回してもらう
　・よ～い、ドンでゆっくり傘袋をふくらましていく（ひと息分だけ）
　・息を吐ききったら、ふくらんだ長さをメジャーで測る
　・ふくらませた長さを競う

6）明日からの生活の中で、少しでも健口体操やブクブク体操の継続を促す
　・冷蔵庫、洗面所、トイレの壁などに貼って気づいたときや朝の洗顔時の実行

7）次回の案内と持ってくる物の確認をする
　・持ってくる物（エプロン、三角巾、手ふきタオル、使っている歯ブラシ）

指導計画のポイント

★管理栄養士、言語聴覚士、歯科衛生士が協働した健康教育を2日間コースで設定します。

〈1日目〉
歯科衛生士と言語聴覚士による口腔の健康づくりの重要性と口腔機能のメカニズムなどについての健康教育です。ここでも講話だけでなく、参加者を巻きこむ参加型の設定とします。

〈2日目〉
一般高齢者が手軽に料理でき、かつタンパク質などをうまく取り込めるような栄養改善のための料理教室を開催します。自分の口でおいしく食べることの重要性を認識してもらうにはとてもよい機会です。試食後には歯科衛生士が口腔ケアについての健康教育を実施します。

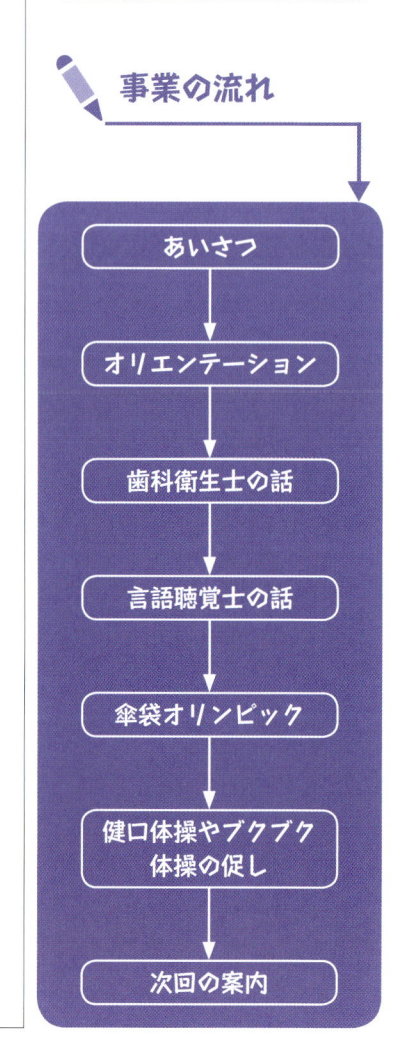

事業の流れ

あいさつ
↓
オリエンテーション
↓
歯科衛生士の話
↓
言語聴覚士の話
↓
傘袋オリンピック
↓
健口体操やブクブク体操の促し
↓
次回の案内

4. 老人保健　1）地域支援事業　①一般高齢者

歯科衛生士活動の例②「健康教育（集団）例」

[2日目]

○準備するもの

①パンフレット（若さをつくるメニュー、口腔ケアなど）
②鏡（手鏡でもよいが、卓上のものが望ましい）
③指導用顎模型と歯ブラシ、歯間ブラシ、糸つきようじなど
④紙コップ、紙コップ大（うがい後の水を捨てる。500ml 牛乳空き箱などで代用してもよい）

※調理実習に関連するものは、管理栄養士が準備する

◎流れ
1）歯科衛生士が、前回（1回目）の教室終了後からの「がんばり度」をたずねる
　・「1週間たちましたが、健口体操を続けてる方手をあげて！」など
　・がんばってる方は、ほめ、がんばれてない方には励ましを送る

2）管理栄養士の話（30分）
　・高齢者の方が無理なく楽しく、手軽につくれる栄養バランスのとれたメニューの紹介など
　・高齢者の食事の注意点など

3）調理実習（約1時間）
　・可能であれば、一緒に参加して調理を手伝う

4）食事（30分程度）
　・可能であれば、一緒に食べる。「よく噛む」「飲み込みの注意」などをさりげなく話せるとよい

5）片付け（15分）

6）休憩（10分）

7）歯磨き実習（30分）
　・食事の感想などから食後の歯磨きへと導入する
　・舌でぐるりと歯列をなめてもらう（感覚を覚えておく）
　・磨くポイントや歯ブラシの持ち方、磨き方を具体的に指導し磨いてもらう
　・歯間ブラシの使い方や糸つきようじの使用方法についても説明
　・参加者が磨いているところを、順次ワンポイント・アドバイスをしていく
　・最後に舌でもう一度歯列をなめてもらう（スッキリした感覚をしっかり覚えてもらう）

8）継続することの大切さについて再確認する

集団指導のポイント

★この教室での歯科保健指導では、集団指導でありながら個別指導的な細やかな配慮が必要とされます。

★高齢者の口腔内の特徴（義歯の特性、根面う蝕、舌苔など）をよく理解しておきます。そして集団指導の後に個別のワンポイント指導をしてあげるとよいでしょう。

★また、高齢者は若い人と違い、理解や認識に時間がかかる場合も多くあります。歯ブラシの持ち方ひとつをとっても、ペングリップが難しい場合もよくあります。テンポはゆっくり、アドバイスはポイントをしぼることが大切です。そしてきれいに磨けたら、必ずほめてあげましょう。

歯科衛生士の役割

★他の専門職種がスタッフですので、教室における歯科衛生士の役割は明確にしておきましょう。「食」の部分は管理栄養士が担当しますので「食の形態」や「食の選択」「食の安全」などについて参加者と一緒に学ぶのもよいでしょう。言語聴覚士は、主に「飲み込み」や「話すこと」をとおして、口腔機能のメカニズムなどについて担当することが多いようです。その中で歯科衛生士は、生活の中での「口の健康づくり」の重要性について担当します。咀嚼や嚥下だけでなく、食べ物の認知から始まる「口から食べること」が、人の生活にいかに重要なことであるかを、きちんと説明しましょう。そしてそのための歯や歯ぐきの健康から口腔機能向上までを含む「口の健康」の大切さをしっかりとアプローチしましょう。

★「食べること」を大きくとらえた総合的な関わり方ができるような、幅広い知識を基本から学んでおくことが大切です。

CHAPTER II 歯科衛生士の活動の場を知ろう！

4. 老人保健

1）地域支援事業　②特定高齢者事業（口腔機能の向上）

対象者	事業内容	関連職種
基本健康診査において、生活機能評価（基本チェック・リスト）から把握された特定高齢者。	要介護状態に陥らないようQOL・ADLの維持改善に口腔機能が果たす役割の大きさについて集団教育する。口腔機能向上の必要性を理解し自分の口腔を見直す機会とする。また、いつまでも元気で楽しく食事や会話を維持するための方法を習得する。	歯科衛生士、看護師、介護職員、ケアマネジャーなど。

実習の展開と学びの視点

対象者の動き	時間	実習の流れ	学びの視点
	9：00	準備 スタッフ・ミーティング 会場設営 物品準備（資料・名札など）	・職種ごとの役割 ・教室における他職種との連携のとり方 ・事前に参加者の状況を把握
受付	9：30	受付・名簿チェック 簡単な問診・血圧測定 （待ち時間はスタッフと歓談、2回目以降はセルフ・チェックの時間にする）	・当日の体調など、健康状態の把握 ・コミュニケーションの図り方
オリエンテーション	10：00	導入・あいさつ 主催者あいさつ 担当スタッフの紹介	・当事業への目的・趣旨
お口の教室	10：10 10：30	教室開始 お口の準備体操として合唱などで口を動かしたり、声を出して呼吸を整える 講義開始（P.86参照） 初回と最終回はアセスメント実施（P.87参照） 健康教育のプログラムの実施にあたっては毎回メニューに工夫を凝らす （P.85参照）	・開口状態・声の出し方など、口腔機能に関するところの観察 ・RSST、オーラルディアドコキネシスほか ・状態把握、記録、計画書作成 ・興味を持ち、楽しく参加するための工夫
整理体操	11：30	整理体操 ボール体操を実施 ・座学で疲れた体をほぐすとともに、転倒予防を兼ねて実施する	・咬合力と足腰の力との関係 （噛みしめる力がしっかりしていれば、足腰もしっかりしている）
終了	12：00	終了 次回の予定・連絡 後片づけ スタッフ・ミーティング 記録	・参加意欲を高めるテクニック
帰宅	12：30		

4. 老人保健　1）地域支援事業　②特定高齢者事業（口腔機能向上）

ここがみどころ

口腔機能の低下は、日頃の生活の中では自覚しにくいものです。本人は毎日話す、笑う、食べる、呼吸することに何の不自由も感じないため、「なぜ自分が虚弱高齢者に該当するのか？」といぶかしがりながら事業に参加する方もいます。しかし、アセスメント（聞き取り）や簡単な口腔機能チェック・テストや口腔観察で、機能が低下している事実が判明することがあります。「大丈夫！元気です」と思っている方の自信を損ねることなく、機能低下が生じていることに気づいてもらうため、参加者が思わず行きたくなるようなプログラムを工夫しておけば、地域包括支援センターの方も特定高齢者事業への参加を促しやすくなるでしょう。

歯科衛生士活動の例①「健康教育（集団）」

あなたのお口お元気ですか？
いつまでも美味しく口から食べるために
お口の教室に参加しませんか？
時間　10：00〜12：00

回　数	開催日	内　容	スタッフ
1回目	平成21年 4月12日（日）	健口講座開講 「自分の口を知ろう！」 ・アンケート記入　お口の観察	歯科衛生士 ケアセンター職員
2回目	平成21年 4月26日（日）	「噛めは噛むほど、こんなにいいことが！」 ・食材を使って咀嚼、飲み込みの仕組みを知る	歯科衛生士 ケアセンター職員
3回目	平成21年 5月10日（日）	「風邪・インフルエンザに負けないために！」 ・ゴックン体操、健口体操でお口に潤いを ・ムセ予防の呼吸法を学ぶ	歯科衛生士 ケアセンター職員
4回目	平成21年 5月24日（日）	「お口のさっぱり、元気な口に！」 ①あっと驚くクッキーを使った汚れ確認 ②実習：口のお手入れ	歯科衛生士 ケアセンター職員
5回目	平成21年 6月14日（日）	「お口の力をアップ！」 ・口腔機能を生かしたゲームで楽しみましょう	歯科衛生士 ケアセンター職員
6回目	平成21年 6月24日（日）	「振り返りましょう　〜できたかな？〜」 ・事後の評価 ・まとめと今後の生活について	歯科衛生士 ケアセンター職員

指導計画のポイント

★ここに紹介したプログラムは1クール6回の教室（例）です。初日と最終日は口腔機能をチェックするアセスメントの日です。初日は、一人ずつお話をうかがい口腔観察をして問題点を把握し、改善していくための個別メニューを考えます。最終日には評価をします。

★教室では日常気づいていない口腔の働きを知ってもらうために、媒体を用いて健康教育をします。関心を持ってもらうため、体験学習も取り入れています。事業所では歌を唄ったり、会話をしたりしてコミュニケーションを図り、毎回参加が楽しくなるような新しいメニューを取りそろえ工夫をしています。

CHAPTER Ⅱ　歯科衛生士の活動の場を知ろう！

歯科衛生士活動の例② 「指導計画」（6回のコース中から1日分の例）

対象	特定高齢者		
指導者	歯科衛生士　〇澤〇子、補助者（実習生）　〇川〇子、〇山〇子		
指導目的	・生活習慣の改善が必要と思われる方々に介護予防事業を利用いただき健康増進を図る		
段階	時間	指導内容	準備
導入	10分	あいさつ ・参加者の方に、今日のようすを発表していただく ・歌を唄う	
展開　講義	15分	セルフチェック ・歯の汚れ・歯肉の状態・舌の汚れを観察する ・RSST（簡易唾液飲み込みテスト）の測定 口腔機能について ・咀嚼、嚥下のプロセスを知る ・唾液の効能について	・手鏡 ・判断基準となる写真 ・ストップウォッチ ・嚥下説明用媒体
実習	20分	食材を使って実習を行う（高齢者の疑似体験） ・一定時間開口させ、口渇感を体験する ・口腔内を乾燥させた状態で味覚を感じるか体験する ・口腔に麻痺がある場合、口腔内に汚れが貯留する。クッキーやオブラートを使用し汚れの体験をする ・刻み食・薄切りなど食材の切り方に変化を持たせ、それぞれで機能がどのように働いているかを確認する ・口腔機能を強化するために、口を使ったゲームを紹介する	・ティッシュ ・塩 ・クッキー ・オブラート ・きゅうり・沢庵など ・ゲーム用材料 　ストローなど
体操	10分	整理体操 ・長時間座学の身体をリラックスさせるためと、転倒予防を考慮して、簡単な体操をする	ボール、ゴム製紐
まとめ	5分	本日のまとめ 次回教室の連絡	

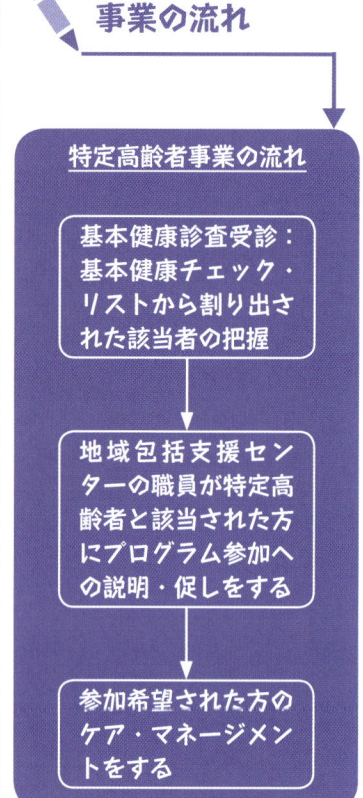

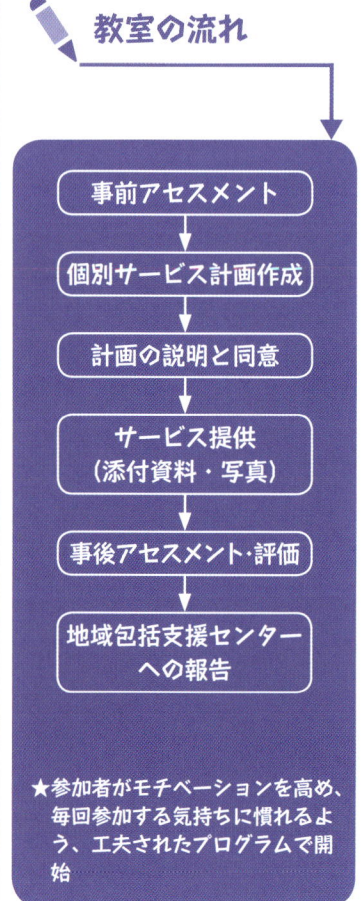

事業の流れ

特定高齢者事業の流れ

- 基本健康診査受診：基本健康チェック・リストから割り出された該当者の把握
- 地域包括支援センターの職員が特定高齢者と該当された方にプログラム参加への説明・促しをする
- 参加希望された方のケア・マネージメントをする

教室の流れ

- 事前アセスメント
- 個別サービス計画作成
- 計画の説明と同意
- サービス提供（添付資料・写真）
- 事後アセスメント・評価
- 地域包括支援センターへの報告

★参加者がモチベーションを高め、毎回参加する気持ちに慣れるよう、工夫されたプログラムで開始

4. 老人保健　1）地域支援事業　②特定高齢者事業（口腔機能の向上）

歯科衛生士活動の例「口腔機能向上サービスの記録」アセスメント・モニタリング・評価（記入例）

ふりがな	○だ　○ふみ	■男 □女	□明□大■昭	7年 5月 24日生まれ	76歳
氏名	○田　○文	病名等			
		かかりつけ歯科医	□あり ■なし	入れ歯の使用	■あり □なし

| 介護認定等 | 認定 | 平成　年　月 | | ■特定高齢者 | 要支援□1 □2 | 要介護□1 □2 □3 □4 □5 |
| 変更後 | 変更 | 平成　年　月 | □一般高齢者 | □特定高齢者 | 要支援□1 □2 | 要介護□1 □2 □3 □4 □5 |

1. 口腔機能改善管理指導計画（平成20年12月15日　作成）※1

| ①（○田　○文）様のご希望・目標 | ②作成者氏名（職種）○澤　○子（歯科衛生士） |

③　口の渇きを防ぎ、不快な状態を改善し、飲み込みやすくしたい

④備考

◎　実施計画　（実施する項目をチェックし、必要に応じて「その他」にチェックし、記入する）

⑤専門職実施項目	■口腔機能向上に関する情報提供　　■口腔体操・嚥下体操 ■口腔清掃の指導　　□口腔清掃の実施　　■唾液腺マッサージ 機能訓練　□かむ　□飲み込み　□発音・発声　□呼吸 □その他（　　　　　　　　　　　　　）
⑥関連職種実施項目	□口腔体操・嚥下体操　□口腔清掃の支援　□実施確認　□声かけ　□介助 □その他（　　　　　　　）
⑦家庭での実施項目	本人　■口腔体操・嚥下体操　■口腔清掃の実施　■その他　唾液腺マッサージ 介護者　□口腔清掃の支援　□確認　□声かけ　□介助　□その他

2. 専門職による課題把握のためのアセスメント、モニタリング（事前、モニタ、事後でそれぞれ記入）

| 事前 | 平成20年12月15日
記入者　○澤○子
□言語聴覚士　■歯科衛生士　□看護師 | モニタリング※2 | 平成　年　月　日
記入者
□言語聴覚士　□歯科衛生士　□看護師 | 事後 | 平成21年2月9日
記入者　○澤○子
□言語聴覚士　■歯科衛生士　□看護師 |

観察・評価等	評価項目	事前	モニタ	事後
①右側の咬筋の緊張の触診（咬合力）	1 強い　2 弱い　3 なし	1		1
②左側の咬筋の緊張の触診（咬合力）	1 強い　2 弱い　3 なし	1		1
③歯や義歯のよごれ	1 ない　2 ある　3 多い	2		1
④舌のよごれ	1 ない　2 ある　3 多い	2		1
⑤RSSTの積算時間（必要に応じて実施）	1回目（　）秒 2回目（　）秒 3回目（　）秒	1（3） 2（35） 3（56）	1（　） 2（　） 3（　）	1（2） 2（20） 3（35）
⑥オーラルディアドコキネシス（必要に応じて実施）	パ（　）秒 タ（　）秒 カ（　）秒　※パ、タ、カをそれぞれ10秒間に言える回数を測定し、1秒あたりに換算	パ(6.6) タ(6.4) カ(6.2)	パ(　) タ(　) カ(　)	パ(6.8) タ(7.0) カ(7.0)
⑦ブクブクうがい（空ブクブクでも可）	1 できる　2 やや不十分　3 不十分	1		1
⑧特記事項等※1				
⑨問題点	□かむ　■飲み込み　■口のかわき　■口臭　□歯みがき　□食べこぼし □むせ　□会話　□その他（　　　　　　　　　　　　　　）			

※1　対象者・利用者の状況により質問項目・観察項目が実施できない場合は、特記事項等の欄に理由を記入する。
※2　モニタリングは、利用開始日の翌月の結果をモニタリングの欄に記載する。

3. 総合評価

①口腔機能向上の利用前後の比較であてはまるものをチェック

- □ 食事がよりおいしくなった　　□ 薄味がわかるようになった　　□ かめるものが増えた
- □ むせが減った　　■ 口の渇きが減った　　□ かみしめられるようになった
- □ 食事時間が短くなった　　□ 食べこぼしが減った　　□ 薬が飲みやすくなった
- □ 口の中に食べ物が残らなくなった　□ 話しやすくなった　　■ 口臭が減った
- □ 会話が増えた　　□ 起きている時間が増えた　　□ 元気になった
- □ その他（　口腔ケアに積極的に取り組み、歯間ブラシは毎日使用するようになった　）

②事業またはサービスを継続しないことによる口腔機能の著しい低下の恐れ	■なし	□あり
③事業またはサービスの継続の必要性	■なし（終了）	□あり（継続）
④計画変更の必要性	□なし	□あり

個別指導のポイント

★特定高齢者事業は口腔に何らかの問題を抱えている方が対象となっています。ただ、自ら申し込みをしている方と大きく違うのが、「なぜ自分が対象なの？」と自分の口腔の問題に気づいていない方もいる点です。そのため、個別にお話を伺い口腔清掃の状態や口腔機能の低下などを十分評価し、理解してもらうことから始めることもあります。ここでは、「こんなときにこんなことないですか？」と具体的に日常生活で考えられそうな例を出して説明します。そこで「あっ！そういえば」と自分の口の問題に気づいていただき、清掃状態の悪化や口腔機能の低下がいかに高齢者の健康に関わるか、そして維持することの大切さを理解していただき、改善のために主体性をもって教室に参加するように促します。

★モニタリングでは問題点を指摘する前に、まず改善された箇所をほめ自信につなげ、どのような努力をされたのかを聞き、共有し、家庭でも毎日続けられるように支援していきます。

CHAPTER Ⅱ　歯科衛生士の活動の場を知ろう！

4. 老人保健

2）通所サービス事業所（老人デイサービスセンター）

対象者	事業内容	関連職種
要支援1、2、要介護1〜5。	入浴、排泄、食事等の介護、その他生活相談、助言、健康状態の確認など、日常生活上の世話および機能訓練を行う。利用者は普段は自宅で過ごし、送迎により通所している。	施設長、生活相談員、介護職員、看護職員、社会福祉士、医師、栄養士、調理員、歯科衛生士、理学療法士、作業療法士、言語聴覚士。

実習の展開と学びの視点

対象者の動き	時　間	実習の流れ	学びの視点
自宅で待機	8:30	開始 スタッフ・ミーティング	・情報収集
	8:35		
	8:50	送迎車でお迎えに出発	
到　着		お迎え 送迎車からの降車 上着、荷物の保管	・歩行器、車椅子等の準備 ・移乗の介助
健康チェック		血圧、検温、健康相談等	・バイタルサインのチェック
お茶のサービス		コーヒー、ココア、紅茶、お茶等のサービス	・好みだけでなく温度にも配慮
リハビリ体操	9:30	一緒に体操、介助	・対象者さんの運動機能を把握
主催者あいさつ・本日のプログラム	9:45		・高齢者との対話法
入　浴 生活相談 日常動作訓練 趣味活動	9:50	1. アセスメントの見学 2. サービス実施 　①健康教育（集団）（P.89参照） 　②個別指導（P.90参照） 3. 健口体操（集団）の見学	・RSST、オーラルディアドコキネシス他 ・指導案作成と実施 ・状況把握と記録、計画書作成 ・顔、舌、唾液腺マッサージ
口腔機能向上			
昼　食	12:00		・摂食時の観察（食形態、食べやすさ、飲みやすさなど）
歯磨き		③昼食後の歯磨き支援	・状況把握と記録、計画書作成
ふたたび入浴、生活相談、趣味活動など	13:00		・コミュニケーション ・運動、認知機能の把握
おやつ	15:00	おやつ、お茶のサービス	・摂食時の観察
	15:30		
帰　宅		送迎車へご案内 お見送り 清掃	・帰り仕度の介助 ・移乗の介助 ・歩行器、車椅子等の片付け
	16:30	スタッフ・ミーティング	・情報交換、情報の共有
	16:45	記録	・実習をとおしての気づき
	17:30	終了	

4. 老人保健　2）通所サービス事業所（老人デイサービスセンター）

ここがみどころ

通所介護事業所では歯科衛生士が他職種と連携をとり「口腔機能向上サービス」を実施しています。介護予防での歯科衛生士の役割を学びましょう。

対象者の介護度は、比較的お元気な方から認知症の進行した方、介護度の高い方などさまざまです。健康教育（集団）で行うゲームの時に運動領域や理解度などをさりげなく観察しておくと、その後の個別指導がスムーズです。

また、対象者の生活の場は、自宅です。私たちの行う健康支援が日常のセルフケアに簡単に取り入れられるように工夫しましょう。

歯科衛生士活動の例①口腔機能向上サービスの提供「健康教育（集団）」

健康教育（集団）指導案「通所サービス事業所」

対象	要支援1・2、要介護1～5			
指導目的	・すごろくゲームで楽しみながら、口腔機能の大切さを学び、機能の向上を高める			
指導目標	①懐かしい遊びを楽しむ ②口腔機能向上の訓練を体験する ②口腔機能向上の重要性を学ぶ			
環境設営	すごろくを囲んで参加者の椅子を配置	指導者　3人	金西○○、菊谷○○、小神子○○	
準備（施設）	椅子、マイク			
準備（学校）	すごろく、駒（参加者人数分）、サイコロ、かっぱえびせん（1袋）			

段階	方法	時間	実習の流れ	指導内容	備考
開始前			・担当職員に参加者の移動依頼 ・準備	・介護度を配慮しながら場所を決定 ・対象者の希望も配慮する ・設営、媒体の設置 ・車椅子のスペースも確保	・椅子 ・マイク ・すごろく ・サイコロ
導入	講義	3分	①あいさつ	・自己紹介をする	
			②ゲーム「幸せなら手をたたこう！」	・アイスブレーキング ・最後は「歯を磨こう！シュッシュッ」で歯磨きするには口を開け、手を使って行い、いろんな機能を使っていることを改めて確認してもらう	・動作の一例 たたく「手」「肩」「ひざ」 動かす「足」「ばんざい」 声を出す「わっ！」「笑う」 最後「歯を磨こう！」
展開	実習	15分	③すごろくゲームの説明	・体験型口腔機能向上バージョン ・ルール ・自分の駒を決める	・駒（参加人数分）
			④開始	・順番にサイコロを振ってもらう ・出た目により駒を進める ・一喜一憂するよう盛り上げる ・止ったマス*1で口腔機能向上を実践 ・必要に応じた支援を行う	・かっぱえびせん
			⑤終了	・優勝者の発表 ・最下位のねぎらい	
まとめ	講義	2分	⑥まとめ	・楽しく毎日を過ごすためにも口腔の機能は重要であること ・すごろくで実践した「にらめっこ」「唾液腺マッサージ」「舌の体操」なども家でも行うことを勧める	・毎日の生活の中での定着をねらう
			⑦あいさつ	・全員前に整列をして終りのあいさつをする	
終了後			・片付け ・担当職員にお礼のあいさつをする	・使用媒体の片付け、椅子などを元の位置に返す	

指導計画のポイント

★それぞれの介護度を考えて計画するのが基本ですが、皆でわいわい楽しく遊ぶほうがもっと大切です。

★昔懐かしい遊びや音楽に合わせて体を動かすことは認知症の方も一緒に行えることが多いので積極的に取り入れましょう。

★ここでモチベーションを高め、個別指導へ積極的に参加できるように促します。ポイントは「①楽しく②わかりやすく③ためになる」です。

*1 すごろくゲームの内容

「1回休み」「3つもどる」などのすごろくのおもしろさを残しつつ、口腔機能向上に役立つ項目が入ります。参加人数が多い時は2チームに分け、競い合わせて盛り上げます。

さいころを振る時に「えいっ！」と声を掛けたり、いいマス目が出ると拍手をします。

＜1マスの例＞
・べろの体操忘れずに「全員そろってあっかんべぇ～」
・笑顔も立派なストレッチ「皆でにっこり笑う」
・ゆっくり噛んで味わおう「かっぱえびせんを食べる」
・噛めば噛むほど若返る「口を5回パクパクする」

CHAPTER II　歯科衛生士の活動の場を知ろう！

歯科衛生士活動の例②口腔機能向上サービスの提供「個別指導」（1）

＜K様　男性　79歳＞・要介護3・脳梗塞後遺症、言語障害あり

わっはっは健康チェックポイント表

分類	内　容	事前評価 (H21.2.16)	評価基準 ●●●	評価基準 ●●○	評価基準 ○○○	事後評価 (H21.5.28)
清潔	くちびるがきれい	●●●	きれい	あと少し	汚れている	●●●
清潔	歯ぐきがしっかりしている	●●●	良　好	少し腫脹	腫　脹	●●●
清潔	歯を磨いても血がでない	●●●	な　い	少　し	多　い	●●●
清潔	食べかすがついていない	●●●	な　い	少　し	多　い	●●○
清潔	お口全体がきれいに磨けている	●●●	きれい	あと少し	汚れている	●○○
清潔	うがいができる	●●●	しっかりできる	できる	できない	●●●
清潔	歯と歯の間のお手入れがよくできている	●●●	きれい	あと少し	汚れている	●○○
清潔	入れ歯のお手入れがよくできている	●●●	きれい	あと少し	汚れている	●○○
清潔	舌がきれい	●○○	きれい	あと少し	汚れている	●○○
清潔	息がにおわない	●●●	な　い	少　し	におう	●●○
はたらき	唾液（つば）がよくでている	●●●	うるおっている	やや少ない	少ない	●●●
はたらき	くちびるを開けたり閉じたりができる	●●○	強くできる	弱くできる	できない	●●●
はたらき	ほっぺたの膨らましができる(空ぶくぶく)	●●●	しっかりできる	できる	できない	●●●
はたらき	舌をいろいろ動かせる	●●●	前上下左右 5	前・上・下・左・右 3〜4	前・上・下・左・右 0〜2	●●●
はたらき	食べたいものを食べれる	●○○	満　足	少し不満がある	不満足	●●●
はたらき	食べこぼしがない	●○○	ほとんどない	時々ある	あ　る	●●●
はたらき	食事中むせない	●●○	むせない	時々むせる	よくむせる	●●●
習慣	食後のうがいや歯磨きをすすんでする	●○○	す　る	時々する	しない	●●●
習慣	入れ歯は夜はずして寝ている	●●●	いつも	時　々	いれたまま	●●●
習慣	歯の治療の必要がない	●○○	な　い	あ　る	早急にある	●●○
習慣	歯の定期健診を受けている	●○○	年（　）回	悪くなったらいく	いかない	●○○
ゴール	（5）月までにこんなところをよくしたい！ **唇の力をつけて食べこぼしを減らす。**		[できた]・あと少し・できなかった			
作戦	おうちでできること **んっぱー、んっぱーの練習をする。**		[よかった]・もうひとつ・悪かった			
作戦	デイサービスセンターでできること **昼食前にお口の体操をする。**		[よかった]・もうひとつ・悪かった			

個別指導の流れ

事前アセスメント
↓
口腔機能向上サービス管理指導計画
↓
計画の説明と同意
↓
サービスの提供（実施）
↓
モニタリング・評価
↓
事後アセスメント
↓
地域包括支援センターへの報告

★個別指導では「わっはっ歯の健康ノート」を作成しています。利用者には「私のカルテだね」といって人気です。待ち時間に手に取ってよく見ています。

★評価を●の数で表し、視覚的にもわかりやすく工夫しています。

★要支援や意志疎通のできる要介護の方には、日ごろ感じている口腔の機能低下や不快感、悩みなどを十分傾聴し、適切な口腔観察の結果をお知らせすると自らのゴールがはっきりするようです。

★サービスを希望した方の満足感につながるよう支援します。サービス実施には利用者の同意が必要で選択されていることを忘れないようにしましょう。

4. 老人保健　2）通所サービス事業所（老人デイサービスセンター）

歯科衛生士活動の例③口腔機能向上サービスの提供「個別指導」(2)（記入例）

指導記録

| 1 回目 | 平成 21 年 2 月 16 日（月）歯科衛生士（ F ）他 |

＜口腔のようすと指導およびケア内容＞

●流涎あり。衣服が濡れ、首にタオルを巻いている。

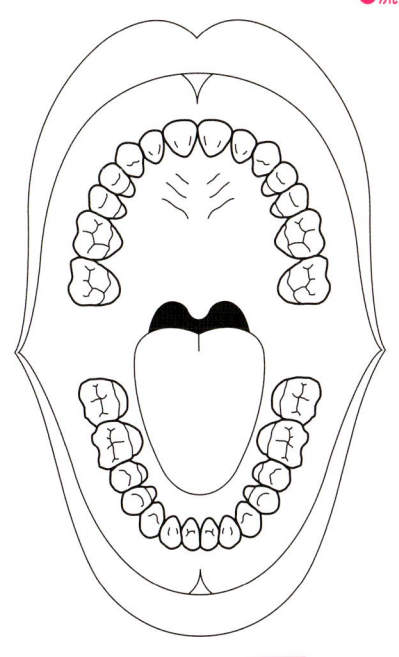

1. 清　　潔（清　潔・(おおむね清潔)・汚　い・とても汚い）
2. 食物残渣（(ない)・ある）右・左・全体
3. 歯　　垢（ない・(少量)・多量）
4. 歯　　石（(ない)・ある）唇側・舌側・全体
5. 舌　　苔（ない・(ある)）舌全体に白い多量のプラークが付着
6. 口　　臭（(ない)・ある）
7. 歯 肉 炎（(ない)・ある）部位：
8. 指 導 内 容

①義歯の管理法を指導。義歯洗浄剤の使用を勧める。

②舌苔を歯ブラシで少しずつ除去し、そのようすを鏡で確認していただく。

③義歯不適合（ゆるい）、歯科医院への受診を勧める。

> このページは専門的に！歯科衛生士の仕事ぶりの見せどころです

＜口腔機能訓練内容＞

・よだれが多いので「んーぱっ、んーぱっ」と口唇の開閉練習をすることを指導。

> 効果！3ヵ月後完全に流涎が止まった

＜その他＞

・Ns.から「薄いけど割れませんか？」と質問あり

→歯ぐきがやせて合っていない、薄いので落として割れないように注意することを伝える。

> スタッフ全員で支援！

歯科衛生士の役割

★口腔機能向上サービスは継続することが重要です。したがって3ヵ月ごとの評価で「サービス継続」の必要性を利用者の担当ケアマネジャーに理解してもらえるよう力を発揮するのが、私たち歯科衛生士の役割です。
①口腔機能向上プログラム評価（事前・事後）アセスメント表
②わっはっ歯の健康ノート
③ご家族への連絡ノートへのコメント
など、きめ細やかにサービス提供をアピールします。

★平成21年度の介護報酬改定で口腔機能向上サービスの専門職種は「歯科衛生士」の名称が記載されており、私たちへの期待度が高まっています。

「口腔機能向上マニュアル」（改訂版）の様式例を利用している事業所もあります。

CHAPTER Ⅱ　歯科衛生士の活動の場を知ろう！

4. 老人保健

3）特別養護老人ホーム

対象者	事業内容	関連職種
要支援1、2、要介護1〜5、認知症や高次脳機能障害者も含まれる。	在宅で生活不可能な高齢者が生活する日常生活を送る施設である。介護保険をもとに、入所する者がほとんどである。希望者が多いので、多くの高齢者は入所するまで、待機しているのが現状である。	生活相談員、介護福祉士、事務職員、社会福祉士、看護師、医師、栄養士、調理師、理学療法士、作業療法士、言語聴覚士、歯科衛生士。

実習の展開と学びの視点

対象者の動き	時　間	実習の流れ	学びの視点
起床（起こす・着替え・洗顔）	6：00 6：30 〜 7：00 7：30	スタッフ・ミーティング 食堂へ移動（杖・車椅子使用） この時点での実習は行っていない。	・申し送り（担当者が個々人のバイタルサイン・体調・ようすを説明） ・実習以外の時間の流れを知ること
朝　食		食事の支援・介助 胃瘻の人の食事のチェック（食前：口腔ストレッチ・リハビリ）	・個人のADLにより、食メニューや食形態が異なる。 ・食べる機能の違いを知る
食後の口腔清掃（食事が終了した者より口腔清掃を行う）	8：30 〜 9：00	自ら口腔清掃する人への支援 介護の必要な人への口腔清掃 非協力な人への口腔清掃 （個人の器材等準備・確認）	・支援が適当かどうか観察する ・専門的視点での観察 ・専門職としてすべてのケースに口腔清掃するための技術
	9：20	この時点で専門的技術を知る	・授業で学んだことの確認
自由時間	〜 11：50	個人で過ごすケース（通院・趣味） グループ活動をするケース（歌・手芸・ゲーム趣味活動） 水分提供（お茶・牛乳・ジュース）	・個人の状況や生活能力を知る ・他職種との協働により学ぶ ・口腔機能を知る
昼　食	12：00 〜 13：30	朝食時と同様 食介助により摂食・嚥下を学ぶ	・献立により食べ方の変化を観察 ・授業で学んだことの確認
食後の口腔ケア	12：30 〜 14：00	朝食後と同様、口腔清掃に口腔機能を高めるストレッチ・リハビリ実施	・機能訓練の方法を観察 ・専門職からの視点で観察
	14：00	この時点で専門的技術を知る	・授業で学んだことの確認
特別時間（月に1日不定期に開催予定；口腔機能の向上プログラムの実施）	14：00 〜 16：00	口腔機能向上サービス（歯科衛生士：プログラムの実施）（P.94参照） 必ず水分補給をする（脱水予防） 人によっては入浴時間を利用	・どのように事業を実施しているのか、歯科衛生士の事業の進め方・高齢者のようすの観察（媒体・器材・材料の確認）
夕　食 夕食後の口腔清掃 就　寝	17：00 18：00 18：00 〜 19：00 〜	特養での歯科衛生士の活動を知る 口腔清掃を十分する スタッフ・ミーティング 記録 1日通し実習はできないのが残念	・授業で学んだことの確認 ・就寝前口腔清掃の大切さを知る ・情報共有・申し送り ・就寝時口腔乾燥の確認 ・高齢者の施設での生活を確認

4. 老人保健　3）特別養護老人ホーム

ここがみどころ

歯科衛生士は、他職種と連携をとり、摂食支援・介助や食後の口腔清掃・口腔機能訓練についての現状を把握し、対象者のより良い生活を維持増進させるためのアイデアを提供します。とはいっても、歯科衛生士が施設のすべての高齢者を口腔ケアするわけではありません。専門職として、問題を持つ高齢者の現状を把握し、他職種に日常の口腔ケアを円滑に提供できるような手段や方法を示す役割を持っています。特別時間にプログラムを組んで、介護予防事業として口腔機能向上を実施している先輩歯科衛生士から事業の進行の仕方を学びましょう。福祉分野での生活の視点に立った健康教育の仕方を学び取ることです。

歯科衛生士活動の例①「口腔機能向上サービスの記録」アセスメント・モニタリング・評価（記入例）

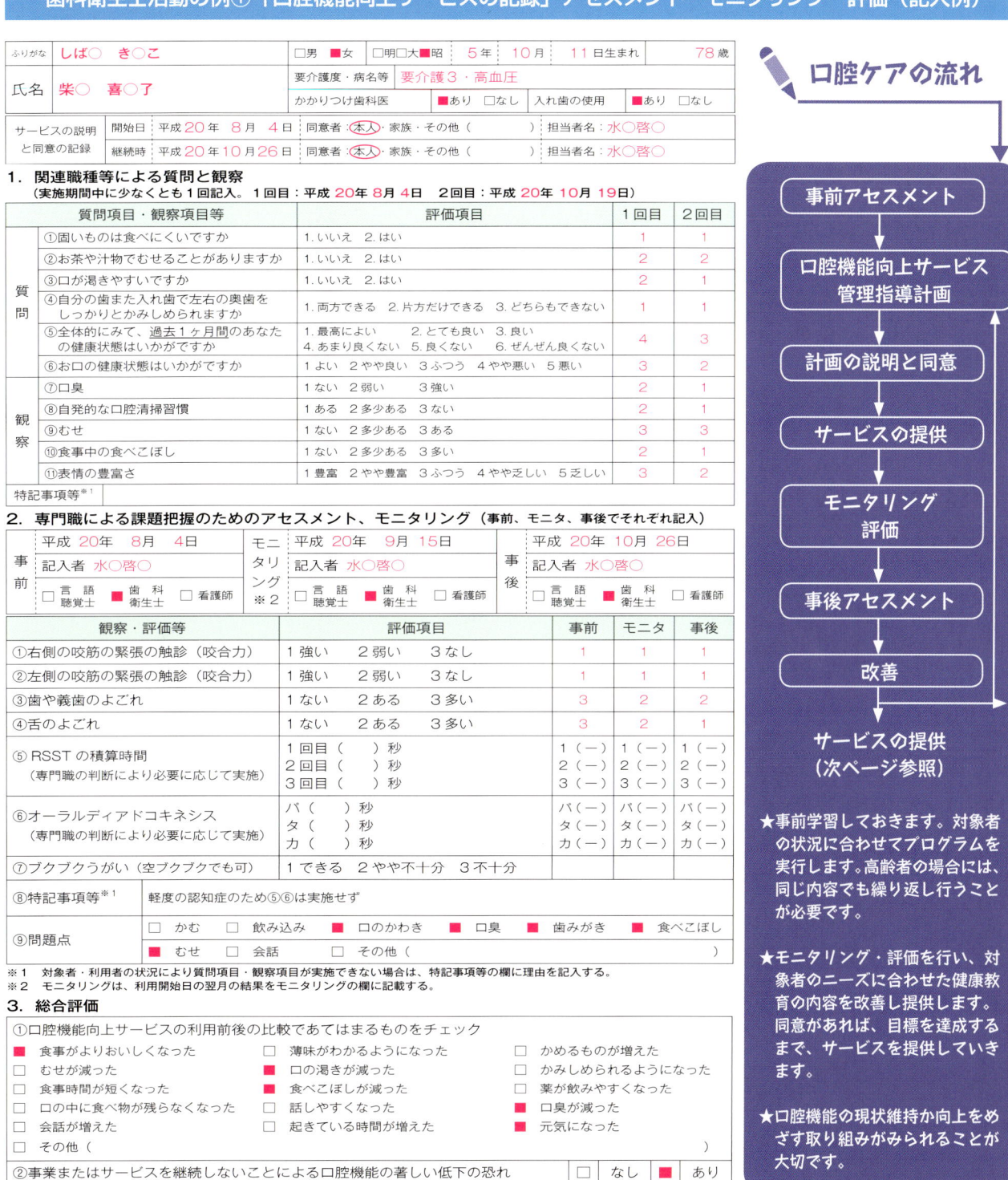

ふりがな	しば○　き○こ	□男 ■女	□明□大■昭　5年 10月 11日生まれ	78歳
氏名	柴○　喜○子	要介護度・病名等	要介護3・高血圧	
		かかりつけ歯科医	■あり　□なし　入れ歯の使用 ■あり □なし	
サービスの説明と同意の記録	開始日　平成20年 8月 4日	同意者：(本人)・家族・その他（　）	担当者名：水○啓○	
	継続時　平成20年 10月 26日	同意者：(本人)・家族・その他（　）	担当者名：水○啓○	

1. 関連職種等による質問と観察
（実施期間中に少なくとも1回記入。1回目：平成20年 8月 4日　2回目：平成20年 10月 19日）

	質問項目・観察項目等	評価項目	1回目	2回目
質問	①固いものは食べにくいですか	1.いいえ　2.はい	1	1
	②お茶や汁物でむせることがありますか	1.いいえ　2.はい	2	2
	③口が渇きやすいですか	1.いいえ　2.はい	2	1
	④自分の歯また入れ歯で左右の奥歯をしっかりとかみしめられますか	1.両方できる　2.片方だけできる　3.どちらもできない	1	1
	⑤全体的にみて、過去1ヶ月間のあなたの健康状態はいかがですか	1.最高によい　2.とても良い　3.良い　4.あまり良くない　5.良くない　6.ぜんぜん良くない	4	3
	⑥お口の健康状態はいかがですか	1.よい　2.やや良い　3.ふつう　4.やや悪い　5.悪い	3	2
観察	⑦口臭	1.ない　2.弱い　3.強い	2	1
	⑧自発的な口腔清掃習慣	1.ある　2.多少ある　3.ない	2	1
	⑨むせ	1.ない　2.多少ある　3.ある	3	3
	⑩食事中の食べこぼし	1.ない　2.多少ある　3.多い	2	1
	⑪表情の豊富さ	1.豊富　2.やや豊富　3.ふつう　4.やや乏しい　5.乏しい	3	2
特記事項等※1				

2. 専門職による課題把握のためのアセスメント、モニタリング（事前、モニタ、事後でそれぞれ記入）

事前	平成20年 8月 4日　記入者 水○啓○　□言語聴覚士 ■歯科衛生士 □看護師	モニタリング※2	平成20年 9月 15日　記入者 水○啓○　□言語聴覚士 ■歯科衛生士 □看護師	事後	平成20年 10月 26日　記入者 水○啓○　□言語聴覚士 ■歯科衛生士 □看護師

観察・評価等	評価項目	事前	モニタ	事後
①右側の咬筋の緊張の触診（咬合力）	1 強い　2 弱い　3 なし	1	1	1
②左側の咬筋の緊張の触診（咬合力）	1 強い　2 弱い　3 なし	1	1	1
③歯や義歯のよごれ	1 ない　2 ある　3 多い	3	2	2
④舌のよごれ	1 ない　2 ある　3 多い	3	2	1
⑤RSSTの積算時間（専門職の判断により必要に応じて実施）	1回目（　）秒　2回目（　）秒　3回目（　）秒	1（－）2（－）3（－）	1（－）2（－）3（－）	1（－）2（－）3（－）
⑥オーラルディアドコキネシス（専門職の判断により必要に応じて実施）	パ（　）秒　タ（　）秒　カ（　）秒	パ（－）タ（－）カ（－）	パ（－）タ（－）カ（－）	パ（－）タ（－）カ（－）
⑦ブクブクうがい（空ブクブクでも可）	1 できる　2 やや不十分　3 不十分			
⑧特記事項等※1	軽度の認知症のため⑤⑥は実施せず			
⑨問題点	□かむ　□飲み込み　■口のかわき　■口臭　■歯みがき　■食べこぼし　■むせ　□会話　□その他（　）			

※1　対象者・利用者の状況により質問項目・観察項目が実施できない場合は、特記事項等の欄に理由を記入する。
※2　モニタリングは、利用開始日の翌月の結果をモニタリングの欄に記載する。

3. 総合評価

①口腔機能向上サービスの利用前後の比較であてはまるものをチェック
■食事がよりおいしくなった　□薄味がわかるようになった　□かめるものが増えた
□むせが減った　■口の渇きが減った　□かみしめられるようになった
□食事時間が短くなった　■食べこぼしが減った　□薬が飲みやすくなった
□口の中に食べ物が残らなくなった　□話しやすくなった　■口臭が減った
□会話が増えた　□起きている時間が増えた　■元気になった
□その他（　）
②事業またはサービスを継続しないことによる口腔機能の著しい低下の恐れ　□なし　■あり
③事業またはサービスの継続の必要性　■あり（継続）　□なし（終了）
④計画変更の必要性　□あり　■なし
⑤備考

口腔ケアの流れ

事前アセスメント
↓
口腔機能向上サービス管理指導計画
↓
計画の説明と同意
↓
サービスの提供
↓
モニタリング評価
↓
事後アセスメント
↓
改善
↓
サービスの提供（次ページ参照）

★事前学習しておきます。対象者の状況に合わせてプログラムを実行します。高齢者の場合には、同じ内容でも繰り返し行うことが必要です。

★モニタリング・評価を行い、対象者のニーズに合わせた健康教育の内容を改善し提供します。同意があれば、目標を達成するまで、サービスを提供していきます。

★口腔機能の現状維持か向上をめざす取り組みがみられることが大切です。

CHAPTER Ⅱ　歯科衛生士の活動の場を知ろう！

歯科衛生士活動の例②「特別養護老人ホームでの健康教育（集団）例」

対象	要支援1・2、要介護1～3
指導目的	・口の働きを、体験をもとに学ぶ。気づいたら機能の向上になっていたというように
指導目標	①口腔機能の低下を阻止する ②口腔機能の向上を図る 　例：口唇を閉鎖、声を大きく、唾液量を増加、口臭をなくす、食べこぼしを減らす、発音をはっきり、舌の動きをよくする、など
部屋準備	・いつも同じ部屋を選択する（高齢者は馴染む）　実施者2～5人
準備器材	・その日のテーマにより、準備する　　　　　　　　（同じ職員）
本日のテーマ	・イチゴをゲット（下顎閉鎖機能・口唇閉鎖機能の成果をみる） ・自らロでくわえたスプーンにイチゴをのせ、自分の器にとる ・とったイチゴをおやつに食べる
部屋設営	机、椅子、バックグラウンド・ミュージック
本日の準備器材	発泡スチロールの大きめの器（イチゴを盛る）1個 　　　　　　　小さめの器（自分用）人数分 プラスチックのカレー用スプーン（人数分柄にガーゼを巻く）

段階	時間	指導内容	学生の対応
導入	開始前 （5分）	・本日の説明　家庭での機能訓練の確認 　　　　　例）健口体操・発声 ・使用用具の確認　参加者の希望を聞く	・授業で学んだことの確認
導入	事業前	・ウォーミングアップ （口を動かす。座位で手足を動かす）	・学生の紹介
導入	事業展開 よーいドン で開始 （15～20分）	・グループ（G）2つをつくる ・イチゴを盛った器から口にくわえたスプーンで自分の器にイチゴを移す ・先に全員がイチゴを取った（G）が勝ち （ゲームの意味を説明する。機能があがる理由） ・イチゴを食べる（食べ方を観察） ・ブクブクうがい（口唇・頬・舌・顎を知る）	・グループの応援 ・参加者の観察 ・うがいの濁度を観察
まとめ	感想 （10分）	・参加者のひと言 （会話が大切：コミュニケーションをとる）	・メモする
まとめ	後片付け	・参加者個人の状態を把握	
まとめ	終了後	・反省　記録	・感想

指導計画のポイント

★健康教育を計画するにあたっては、前ページに示すようなアセスメントが事前に大切です。アセスメントをすることにより、対象者の情報を収集し課題を明確化することができます。この課題に合わせて健康教育の内容を決定していきます。

★特養施設利用者は認知症の人が多く集中力がない場合が珍しくありません。しかし、自分の使える能力を生かし、集団で活動することも大切です。楽しく参加してもらうように季節感を生かしたゲームを考えています。参加した人のようすで機能のレベルを知ることにもなります。

＜集団での内容＞
①口唇突出機能
②下顎閉鎖機能
③呼吸調整機能
④軟口蓋挙上機能
⑤口唇閉鎖機能
⑥下顎挙上機能
⑦舌運動機能
⑧舌挙上持続力
⑨顎閉鎖機能
⑩発音
｝その日により選択

などの維持増進を図るプログラムを考えます

4. 老人保健　3）特別養護老人ホーム

歯科衛生士活動の例③ 「口腔機能向上サービスの管理指導計画・実施記録」（記入例）

ふりがな	しば○　き○こ	□ 男 ■ 女	□ 明 □ 大 ■ 昭	5 年 10 月 11 日 生まれ
氏名	柴○　喜○子			

1. 口腔機能改善管理指導計画（平成20年 8月 4日 作成）※1

①	（柴○　喜○子）様の ご希望・目標	② 作成者氏名（職種）	水○ 啓○ （歯科衛生士）
③	口がかわきやすくなり不快なので、口のかわきを良くしたい。		
④備考			

◎ 実施計画　（実施する項目をチェックし、必要に応じて「その他」にチェックし、記入する）

⑤専門職実施項目	■ 口腔機能向上に関する情報提供　　　　　　　■ 口腔体操・嚥下体操 ■ 口腔清掃の指導　　□ 口腔清掃の実施　　■ 唾液腺マッサージ 機能訓練　□ かむ　■ 飲み込み　□ 発音・発声　□ 呼吸 □ その他（　　　　　　　　　　　　　　　　　　　　　　　　　　　　）
⑥関連職種実施項目	■ 口腔体操・嚥下体操　■ 口腔清掃の支援　■ 実施確認　□ 声かけ　□ 介助 □ その他（　　　　　　　　　　　　　　　　　　　　　　　　　　　　）
⑦家庭での実施項目	本人　■ 口腔体操・嚥下体操　■ 口腔清掃の実施　■ その他 唾液腺マッサージ 介護者　□ 口腔清掃の支援　■ 確認　□ 声かけ　□ 介助　□ その他

2. 口腔機能向上サービスの実施記録※2

①専門職の実施　　　　　　　　（実施項目をチェックし、必要に応じて記入する）

実施日	H20.8.4	H20.9.15	H20.10.26			
担当者名	水○啓○	水○啓○	水○啓○			
口腔機能向上に関する情報提供	レ	レ	レ			
口腔体操・嚥下体操等	レ	レ	レ			
口腔清掃の指導	レ	レ	レ			
口腔清掃の実施	レ					
唾液腺マッサージ（指導）	レ	レ	レ			
咀嚼機能に関する訓練（指導）						
嚥下機能に関する訓練（指導）	レ	レ	レ			
発音・発声に関する訓練（指導）						
呼吸に関する訓練（指導）	レ	レ	レ			
食事姿勢や食環境についての指導	レ	レ	レ			

特記事項（注意すべき点、利用者の変化等）

唾液の量が増え、口腔乾燥による不快感が改善された

②関連職種の実施　　　　　　　（実施項目をチェックし、必要に応じて記入する）

関連職種実施項目	■ 口腔体操・嚥下体操　■ 口腔清掃の支援　■ 実施確認　□ 声かけ　□ 介助 □ その他（　　　　　　　　　　　　　　　　　　　　　　）

特記事項（利用者の変化、専門職への質問等）

ご自宅でも唾液腺マッサージを実行されている。お元気になった。

※1：内容を通所介護計画、通所リハ計画、介護予防通所介護計画、介護予防通所リハ計画に記載する場合は不要。
※2：サービスの提供の記録において、口腔機能向上サービス提供の経過を記録する場合は不要。

個別指導のポイント

★特別養護老人ホームでは、対象者によっては、本人が主張できない場合が多いので、介護者が対象者の思いを受け止め対応することが必要です。話をしているとき、食事のときなど暮らしの中から、口腔の動きや状態を観察し、適切な対応を記録していきます。口腔の機能の変化に伴い目標は変化します。その変化が明確になるように記録します。

歯科衛生士の役割

★歯科衛生士は、特別養護老人ホームで毎日口腔の機能向上を実施したり、生活の支援をしているわけではありません。対象者を支援・介護する専門職を口腔の分野で支える役割を担っているのです。わかりやすく歯科衛生士の支援の仕方を記録に残し、担当者に理解してもらうことが大切です。

★担当者との交換記録ノートなどで、口腔機能の情報交換などもできたらより成果があがります。

CHAPTER Ⅱ　歯科衛生士の活動の場を知ろう！

5．事業所での活動

1）事業所定期健康診査

対象者	事業内容	関連職種
社員、受入出向者、出向者。	労働安全衛生法で事業者が常時使用する労働者に対し、1年以内に1回、定期に健康診査を行うことが義務付けされている。一般に、歯科健診の義務はないが、酸など歯、歯周組織に対して有害な業務に携わる者には法律により規定がある。	産業医、産業歯科医師、放射線技師、保健師、看護師、事務職員、歯科衛生士。

実習の展開と学びの視点

対象者の動き	時　間	実習の流れ	学びの視点
受　付 検査衣に着替える	↑ 目標・一時間以内で終了の事 ↓	健診に必要な物のチェック （健康診断受診票、問診票、尿、検便）歯科健診実施の有無 食事の有無、妊娠等の確認	・書類の不備等の確認 ・表情、声などで社員の体調確認 ・コミュニケーション
身体測定		自動身長体重体脂肪計で測定 身長、体重、肥満度、体脂肪、BMI	・昨年の値と比較し、その変化について考え、コメントする
血圧測定		自動血圧計で測定 （測定できなかった人は手動で測定）	・昨年の値を参照に、高血圧者には、呼吸を整えさせる。高い値の者は、時間をおいて再測定。昨年の値と比較する
心電図と腹囲測定		看護師が測定 心電図計にて心電図を測定 メジャーにて腹囲測定（P.98参照）	・心電図測定時は安静にさせる ・腹囲測定は「メタボ保健指導会」に必須
胸部、胃部レントゲン		放射線技師が担当 胸部レントゲン撮影装置 胃部レントゲン撮影装置	・妊娠の再確認、胃部レントゲンは不安な社員がいるので励ます。終了後、下剤の確認
視力検査		5m視力測定（必須） 50cm視力測定（VDT特殊作業健診者）	・昨年の値と比較し、コメントする ・視力が急激に落ちることもあるので要注意 作業管理に問題はないか把握する
聴力検査		自動聴力計で測定、ヘッドホンを装着 （1000Hz、4000Hz） 聞こえなかった場合は、精密検査（看護師対応）	・周りの音に左右されるので、静かな環境で計測を行う。作業管理に問題はないか把握する
採　血		看護師が担当 （種類の検査を実施） 歯周病血液検査を希望者に実施	・倒れる者がいるので、採血する前に、椅子か、ベッドか選択させる ・生活習慣病などのスクリーニング社員とのコミュニケーションが大事
問　診		看護師担当 （健康相談、メンタル相談）	・とても重要な項目、問題のある場合は保健師へ申し送る。社員の言葉を傾聴することが大切である
歯周病唾液検査		別室で、検査用のガムを噛んで検査 検査用問診票を記入（潜血／LDHの検査）	・唾液の少ない人、唾液の色等に注意、検査の目的や歯周病等の説明する
口臭測定		口臭測定器で測定	・口臭測定の意味を説明する。この検査をとても怖がっているので、慎重にコメントをする
問診（歯科）		相談事項の有無、歯磨き回数、歯のクリーニングの有無	・昨年の事項と比較する。歯科問診からもメンタル的な要素があれば、保健師へ伝える
口腔内診査		歯科医師が診査、記録紙に記入（P.97参照）	・ミスのないように記載
禁煙支援		スモーカライザー測定	・スモーカライザー測定をきっかけにタバコの悪影響を説明し、禁煙につなぐ。問診の健康ステージを参考に禁煙希望者に支援を
ワンポイント・アドバイス		歯肉炎等を鏡で見せ、歯ブラシやフロス等で、プラークコントロールのアドバイス	・短い時間だが的確なアドバイスを必ず記載する

5. 事業所での活動　1）事業所定期健康診査

ここがみどころ

　事業所の歯科健診は法律上任意です。しかし歯科からも健康の重要性を訴え、歯科健診を実施している事業所もあります。もちろん希望者への実施で、現在は歯周病対策のために他の職種と連携をとり、歯周病生化学検査を追加実施しています。社員の健康支援をいつも会社へ訴えつづけて、事業が実施できるように努力をしています。年に一度の定期健康診断は、大部分の社員と会話ができます。身をもって社員の表情や声がうかがえます。社員が会社生活を健康で安全に送れるように、社員へ積極的に支援をしなければなりません。禁煙活動もそのひとつです。歯科だけにとどまらず、いつもいろいろなイベントも考えなければなりませんし、健康支援を改善していかなければなりません。

歯科衛生士活動の例①「歯科健診記録と健診結果票」

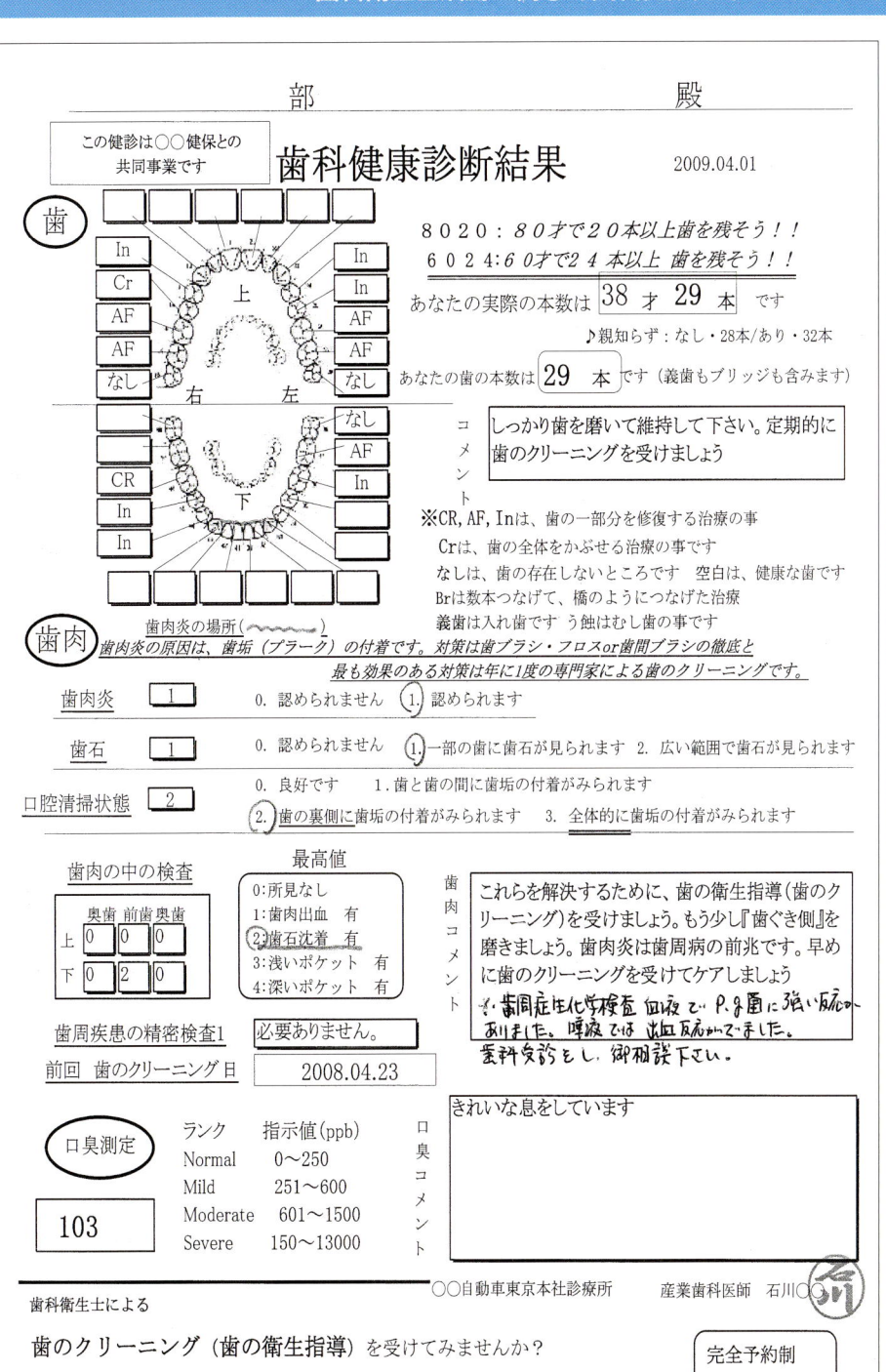

歯科健康診断結果　2009.04.01

この健診は○○健保との共同事業です

8020：80才で20本以上歯を残そう！！
6024：60才で24本以上 歯を残そう！！

あなたの実際の本数は　38 才　29 本　です
♪親知らず：なし・28本/あり・32本

あなたの歯の本数は　29 本　です（義歯もブリッジも含みます）

しっかり歯を磨いて維持して下さい。定期的に歯のクリーニングを受けましょう

※CR, AF, Inは、歯の一部を修復する治療の事
　Crは、歯の全体をかぶせる治療の事です
　なしは、歯の存在しないところです　空白は、健康な歯です
　Brは数本つなげて、橋のようにつなげた治療
　義歯は入れ歯です　う蝕はむし歯の事です

歯肉炎の場所（　　　）
歯肉炎の原因は、歯垢（プラーク）の付着です。対策は歯ブラシ・フロスor歯間ブラシの徹底と最も効果のある対策は年に1度の専門家による歯のクリーニングです。

- 歯肉炎　1　　0. 認められません　①. 認められます
- 歯石　1　　0. 認められません　①.一部の歯に歯石が見られます　2. 広い範囲で歯石が見られます
- 口腔清掃状態　2　　0. 良好です　1.歯と歯の間に歯垢の付着がみられます　②.歯の裏側に歯垢の付着がみられます　3. 全体的に歯垢の付着がみられます

歯肉の中の検査　最高値
　　奥歯　前歯　奥歯
上　0　　0　　0
下　0　　2　　0

0:所見なし
1:歯肉出血　有
②:歯石沈着　有
3:浅いポケット　有
4:深いポケット　有

歯肉コメント：これらを解決するために、歯の衛生指導（歯のクリーニング）を受けましょう。もう少し『歯ぐき側』を磨きましょう。歯肉炎は歯周病の前兆です。早めに歯のクリーニングを受けてケアしましょう

歯周疾患の精密検査1　必要ありません。
前回　歯のクリーニング日　2008.04.23

口臭測定　103

ランク	指示値(ppb)
Normal	0～250
Mild	251～600
Moderate	601～1500
Severe	150～13000

口臭コメント：きれいな息をしています

○○自動車東京本社診療所　産業歯科医師　石川○○

歯科衛生士による
- 歯のクリーニング（歯の衛生指導）を受けてみませんか？　　完全予約制
- 歯磨き道場（100％プラークコントロール）の挑戦をしませんか？
・予約　方法：T-waveより予約状況が見られます・・・・診療室のページのDentalOfficeからどうぞ
・メール（T-waveアドレス付）をお送りします→予約状況を見る→メールを返信してください。

指導計画のポイント

★常に社員への情報提供やサービスができているかを考えています。基本的にはPDCA（計画／実行／評価／改善）の輪を回して事業をします。

★現在は『歯周病は怖い』ということを啓発するために、歯周病生化学検査と口臭測定を追加実行中です。血液検査は看護師の協力で、唾液検査は歯科衛生士が、検体は検査所へ出します。結果が数字で現れるので、前回値と比較ができ、本人の評価につなげられます。口臭測定も、たとえば、朝食なしの場合でも、歯を磨く重要性を検査値（数字）ではっきり警告することができます。

★一人ひとりに的確なアドバイスができるのは、この数字の威力だと思います。

CHAPTER Ⅱ 歯科衛生士の活動の場を知ろう！

歯科衛生士活動の例② 「特定保健指導時の歯科衛生士の役割」咀嚼と早食い予防

メタボ保健指導（従業員該当者必須）

対象者には参加が義務付けられております！（業務扱い）

対象者（①②両方該当する方にご通知いたします）
① 腹囲　男性：85cm以上　　女性：90cm以上でBMI 25以上
② 血糖、脂質、血圧、いずれかの値が基準外の方

＊血糖、脂質、血圧内服中の方は、対象外になります

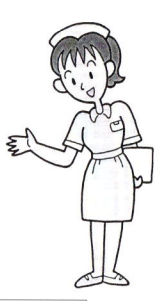

スケジュール	内容
診断当日	定期健康診断B1、B2、C、節目診断
1ヵ月～2ヵ月後	詳細問診記入
3ヵ月後	初回指導会　＊歯科衛生士参加（咀嚼と早食い防止と禁煙）
4ヵ月～5ヵ月後	進捗状況確認（社内便あるいはメール）
6ヵ月後	採血（経過観察）
7ヵ月後	採血の評価（採血結果の送付）
9ヵ月後	個別面談
12ヵ月後	定期健康診断

本社診療室にて実施

＊流れは目安です。状況によっては、前後する場合がございますのでご了承ください。

対象者のみなさま、全工程の終了をよろしくお願い申し上げます。

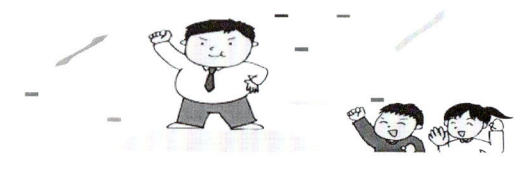

指導計画のポイント

★平成20年度から医療保険者40歳以上の加入者に対する生活習慣病に着目した健康診査（特定健康診査）、保健指導（特定保健指導）の実施が義務づけられました。食生活の改善の保健指導には、食生活の改善指導に関する専門的知識および技術を有すると認められる者が指導できます。歯科衛生士も食生活改善指導担当者研修30時間を受講すれば実施できます。

★わが事業所では看護師と歯科衛生士で食生活改善集団指導会を行っており、歯科衛生士は咀嚼と早食い予防を担当しています。咀嚼と早食い予防は、青、赤2色の咀嚼判定用のガムを使用し、1回目30回、2回目60回咀嚼し、ガムの混ざり具合をみます（写真参照）。咀嚼回数が60回で紫色になることを見せ、咀嚼や唾液の重要性を理解してもらうようにします。60回で紫色にならない場合は、噛み合わせや歯科疾患の疑いの可能性があるので、歯科受診を勧めています。

★保健指導のひとコマから

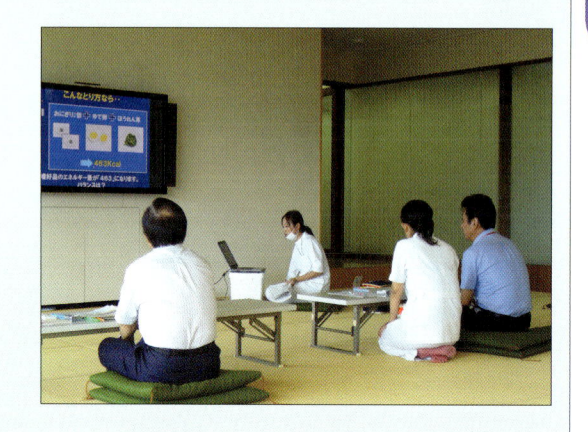

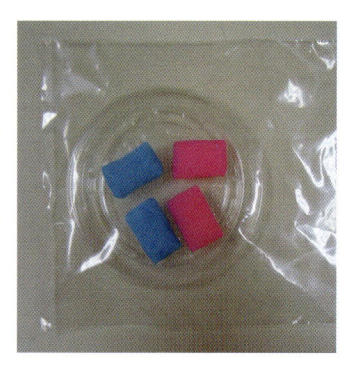

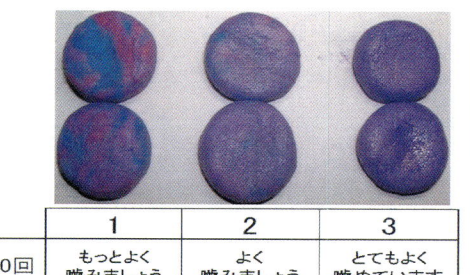

★咀嚼判定用ガムと判定方法

	1	2	3
30回	もっとよく噛みましょう	よく噛みましょう	とてもよく噛めています
60回	もっと頑張って噛みましょう	もう少しよく噛みましょう	よく噛めてます

98

5. 事業所での活動　1）事業所定期健康診査

歯科衛生士活動の例③「保健師と管理栄養士との連携」　季節ごとに実施する社員への健康支援活動

＜実施例＞

健康メニューフェアーの実施（第1弾）
標記の件、下記の通り実施致したくお伺いいたします。

記

1. 目　　的：本格的な夏を迎え「食」を通じて夏ばて防止等の体調維持と
　　　　　　咀嚼の大切さを体験・理解するメニュー提供

2. 実施期間：7月26日（月）～7月30日（金）までの5日間

3. 実施場所：○○ビル8F食堂

4. 実施内容：「暑い夏を元気に乗り切ろう！健康メニューを食べてLet'sあごのエクササイズ！」
　　　　　　①夏ばて防止・咀嚼の大切さの体験・理解を意識したセットメニューを提供
　　　　　　　（価格・食数等を考慮しB定食で提供）
　　　　　　②情報発信としてレシピの提供（家庭に持参して頂き役立てていただく）
　　　　　　③次回開催のデーターとして告知認識・メニューの味・種類等のアンケートを実施
　　　　　　　（T-waveのアンケートシステム利用）

5. PR展開：①8F食堂・従業員口掲示版・診療室に告知ポスターの掲示
　　　　　　②フェア・当日○○ビル従業員へE-mailにて告知
　　　　　　③前回同様レシピを食堂に設置し配布（初日のみ8F食堂左右出入り口にて手渡し）
　　　　　　　食堂HP上でのレシピの閲覧
　　　　　　④食堂テーブルに食と咀嚼に関する知識の提供
　　　　　　※同時期に「夏ばて防止対策」実施するため相互のPRにより相乗効果を図る。

実施スケジュール

項目	7月			8月	
	1～10	11～20	21～31	1～10	11～20
夏ばて防止対策	▼5日～				～9月3日
ポスターにて告知開始		▼20日			
○○ビル全従業員へ開催通知			▼26日		
フェアー実施			▼26日→30日		
アンケート実施			▼30日		
実施分析				▼3日→6日	
報告書作成				3日速報（喫食数）	▼13日

＜ポスター＞

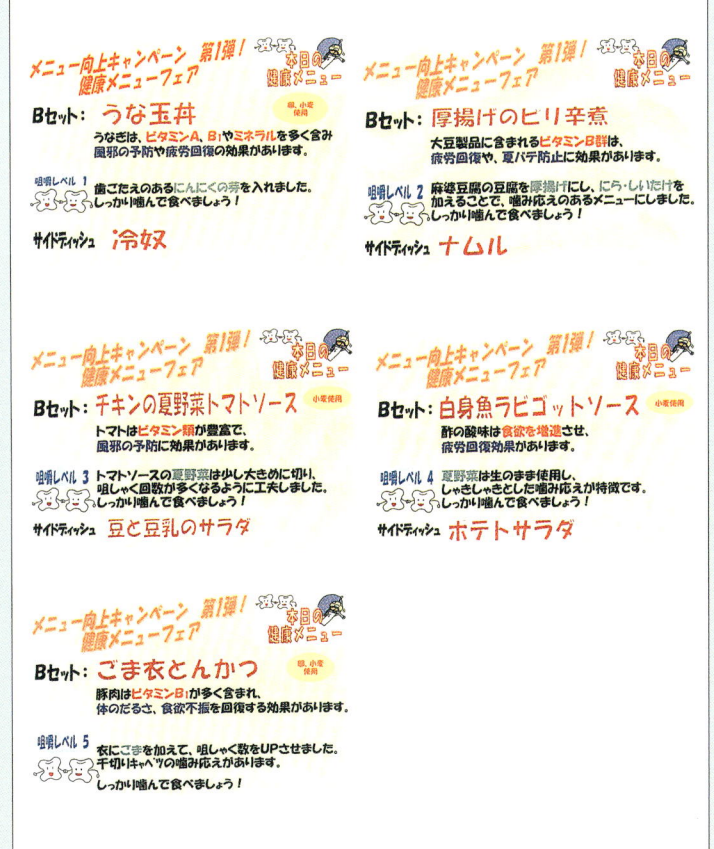

指導計画のポイント

★唾液の重要性を考え、噛むことをPRするために、保健師に提案させていただきました。今回は食堂の管理栄養士（外部企業）をも巻き込み、企画が進んでいきました。多くの方を巻き込んだ企画で、特に外部企業の参画は初めてで緊張しましたが、噛む重要性が理解されて、歯科衛生士の仕事が拡張されました。

★メニューに遊び心を加えました。月から金曜日まで5日間の毎日歯ごたえのあるメニューにしていくのです。食材が硬いのではなく、調理方法や切り方で工夫をしていただきました。

①歯科衛生士：卓上ポップを作成、噛むことと唾液の重要性について
②保健師：卓上ポップ作成、食材と夏バテについて
③管理栄養士：ご家庭でこの味をとメニュー作成
④3職種でPRポスター作成
⑤総務部人事室のメンバーで試食会も実施し協力を得た

CHAPTER Ⅱ　歯科衛生士の活動の場を知ろう！

6. 障害者保健

1) 特別支援学校

対象者	事業内容	関連職種
知的障害者・肢体不自由者、視覚障害者・聴覚障害者、病弱および重複障害を持つ小・中・高校生。	盲・聾・知的障害・肢体不自由・病弱および重複障害を持つ児童・生徒に対して、小学校、中学校または高等学校に準ずる教育を施すとともに、障害による学習上または生活上の困難を克服し自立を図るために必要な知識や技術を授けることを目的として行っている。教育活動は特別支援教育の理念に則って行われている。	特別支援学校教諭、学校担任、保健担当教諭、学校医、養護教諭、看護師、栄養士、学校歯科医、歯科衛生士。

実習の展開と学びの視点

対象者の動き	時　間	実習の流れ	学びの視点
	8：30 8：40 8：50	集合・更衣 諸連絡（学校行事等の確認） 各学級に配属	・情報収集
登　校	9：00	児童・生徒の出迎え	・車椅子の準備・移動の介助など ・健康状態の観察（体温測定、水分補給の方法など）
朝の支度 朝の会 運動（からだづくり）	10：00	児童・生徒の更衣の介助 朝の会に参加（自己紹介など） 運動に参加	・学校担任の指導のもとに更衣の補助・介助 ・児童・生徒とのコミュニケーション ・運動能力や身体的特徴を観察する
授　業 教科・生活単元 自立活動	11：40	授業の見学および補助 ※健康教育（集団・個別）の実施（特に低学年は、給食前の時間に行うのがよい）(P.101～103参照)	・担任等の指導のもとにコミュニケーション
給食準備 給　食 給食の後片付け	12：00 12：40	配膳の見学・補助、 メニューから食事バランスを知る 給食指導の見学および介助 後片付けの見学および介助	・各児童・生徒に合った食形態を知る ・摂食時の観察や摂食介助をする（食事の姿勢、丸のみや食事にかかる時間、介助の方法など） ・食事量（残量）の観察
歯磨き 昼休み	13：20	給食後の歯磨き指導および介助 口腔および全身の状態に応じた清掃用具を選択し使用する （全身状態を考慮しながら行う） 児童・生徒と交流	・児童・生徒の口腔観察 ・歯磨き実施状況の把握 ・歯ブラシ等用具の観察（歯ブラシの適否・保管方法） ・歯磨き支援の実施（個別支援） ・必要に応じて、保護者への連絡帳へ記録する
授　業 教科・生活単元 自立活動	14：00 (15：00)	授業の見学および補助 ※健康教育（集団・個別）の実施（午前の実施が難しい場合は、午後の単元で実施）	・担任等の指導のもとにコミュニケーション
帰りの支度 帰りの会	14：30 (15：30)	児童・生徒の更衣の介助 帰りの会に参加	・児童・生徒とのコミュニケーション（歯磨きの復習と約束など）
下　校		昇降口にてお見送り	・車椅子の準備・移動の介助など
	15：40 16：30	反省会 更衣・実習終了	・学校長、実習担当教諭、養護教諭等から実習についてコメントをもらい、各自反省を述べる

6. 障害者保健　1）特別支援学校

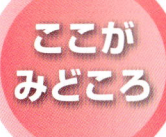

ここがみどころ

学級担任や養護教諭から個々の障害に合った医療ケアや援助（介助）の方法を学び、障害のある方々への理解を深めましょう。特に定期的な口腔管理が必要な児童・生徒が多いので、個々のニーズに合った支援計画の立案を行っています。歯科治療が困難な場合も多いので、積極的な予防管理が必要となり、フッ化物配合歯磨剤の使用や定期的なフッ化物の応用、また血友病など歯磨きの実施できない疾患の場合には抗菌洗口剤の使用などがポイントになります。実施にあたっては児童・生徒の安全に十分配慮しながら、継続的に実施できるよう指導・援助していきます。

歯科衛生士活動の例①「健康教育（集団）」（1日目）

健康教育（集団）指導計画案「特別支援学校」

対象	小学部1年生　知的障害　（1クラス　6〜8名）
指導者	歯科衛生士　○川○子、補助者（実習生）　○山○美、○村○江
指導目的	・基本的な歯磨きの方法を習得し、自分で口腔衛生を維持しようとする態度を高める
指導目標	①基本的な歯磨きの方法を知る ②基本的な歯磨きの方法に従って、自分で磨く態度を身につける

段階	時間	実習の流れ	指導の留意点
導入	5分	①あいさつ　自己紹介 ②本時の学習内容を知る 「食べたら歯を磨こう」	・学習の目標・内容について理解できるようにする
展開	30分	①むし歯がどのようにできるのか知る	・児童が理解しやすい表現を心がける ・媒体使用「健康な歯・むし歯になった歯」の写真
		②口の健康を維持するためには、歯磨きが欠かせないことを知る	・歯磨きをすると口腔の健康が保て、楽しく食事ができることを知る
		③歯磨きの基本を知る	・スクラッビング法を基本としたブラッシングの方法を説明する（顎模型・指導用歯ブラシ使用）
		④実際に歯磨きをする ・歯磨きの準備をする ・手鏡を見ながら歯を磨く	・歯ブラシ・コップ・タオル・手鏡を準備する ・児童に手鏡を持たせ、自分の口の中を観察させる ・プレゼンテーションしながら、児童の歯ブラシの位置や動かし方などに注意する
		・うがいをし、歯ブラシを片付ける	・流しへ誘導し、うがいをして歯ブラシを洗う
まとめ	5分	①本時の学習のまとめをする	・歯磨きの大切さや磨くポイントを確認する ・歯や口の健康のために歯磨きが大切であることを確認する
		②継続的な歯磨きを約束する	・給食を食べたら、歯磨きをすることを約束する ・必要に応じて、口腔の健康管理に積極的なフッ化物の応用があることを保護者へのプリントを配布する
		③あいさつ	

指導計画のポイント

★日常生活の指導として生活単元の中で実施します。今回は計る日間の実習を考えてみました。

★実習が3日間ある場合には、1日目は「むし歯から歯を守ろう」を目標に基本的な歯磨きの方法について指導し、2日目は「おやつ調べ」を課題とします。3日目は個別指導です。

★児童の障害の内容や程度に合わせて指導計画案を立てます。

★小学部1年生では、学校生活に慣れ、生活リズムを整えることが大切です。ひとりでできることを増やしながら、自分でやろうとする気持ちを育てるようにしましょう。

★知的障害のある児童は、抽象的な内容より実際的・具体的な内容の指導に配慮することが重要です。生えたばかりの第一大臼歯に注目し、「歯の王様をむし歯から守ろう！」などの目標を伝え、実際に即した内容と、「遊び」を多く取り入れた授業内容を組み立てると効果的です。

★自閉症の児童には、媒体に写真や絵など確実に伝わり合える方法を見つけ、常にそれを使用します。できればクラス担任と事前に打ち合わせをし、児童が理解して興味を持てるようなものを選択するとよいです。授業内容や順序をわかりやすく示してから取り組ませ、特に始めと終わりを明確にします。

★食べたら歯磨きを習慣づけるために、保護者にも朝晩の食後の歯磨きと仕上げ磨きを文書にて依頼するとよいでしょう。

CHAPTER Ⅱ　歯科衛生士の活動の場を知ろう！

歯科衛生士活動の例②「健康教育（集団）」（2日目）

健康教育（集団）指導計画案「特別支援学校」

対象	小学部　1年生　知的障害　（1クラス　6～8名）
指導者	歯科衛生士　〇川〇子、補助者（実習生）　〇山〇美、〇村〇江
指導目的	・歯によいおやつの摂り方とその後の歯磨きが大切であることを考える
指導目標	①おやつの種類や食べ方、量などによってむし歯になることを知る ②自分のおやつについて摂り方や量を見直し、その後の対処法がわかる ③食べたらうがいや歯磨きが必要であることを知る

段階	時間	実習の流れ	指導の留意点
導入	5分	①あいさつ　自己紹介 ②本時の学習内容を知る 「おやつの摂り方はだいじょうぶ？」	・学習の目標・内容について理解できるようにする
展開	30分	①「おやつ調べ」をして自分がよく食べるおやつの種類を発表する ・学校から帰って食べたおやつ ・お風呂上りにジュースを飲んだなど ②おやつを「むし歯になりやすいおやつ」と「むし歯になりにくいおやつ」に分類し、発表する ③歯によいおやつの摂り方やその後の対処方法（うがい、歯磨きなど）を考える ・甘いお菓子は口の中が汚れやすい ・固い果物などは唾がたくさん出る ・甘いおやつを食べすぎない ・お菓子は少しにし、ごはんをしっかり食べる ・夜、歯磨きした後は、ジュースは飲まない	・児童が発表したおやつを絵カードにし、種類別にまとめていく ・児童の発言を促し、「むし歯になりにくいおやつ」と「むし歯になりやすいおやつ」に分類する。分類に迷うものは後からみんなで話し合う ・児童の発言と結びつけ、「むし歯になりやすいおやつ」の特徴「甘い」「柔らかい」「歯にくっつきやすい」等を提示する ・「むし歯になりやすいおやつ」「なりにくいおやつ」の代表を食べてみる（柔らかく甘いお菓子とリンゴ、カキなど） ・児童に手鏡を持たせ、自分の口の中を観察させる ・汚れ具合や匂いなどにも違いがあることを実感する ・流しへ誘導し、うがいをする
まとめ	5分	①本時の学習のまとめをする ②継続的な歯磨きを約束する ③あいさつ	・「むし歯になりやすいおやつ」の特徴を知り、食べた後には歯磨きが必要であることを確認する ・自分のおやつの摂り方を見直し、むし歯をつくらないようにする ・スナック菓子など摂りすぎが懸念されるおやつについて、それらが招く病気についても触れておく

集団指導のポイント

★2日目には、その課題をベースに「おやつの摂り方」を指導します。

★自分の歯への関心を高め、むし歯をつくらない磨き方や、歯によいおやつの摂り方を考えることができるよう、「おやつ調べ」やその後の対処法、今後の目標などが記載できるワークシート等を用意することも効果的です。

★おやつの摂り方に対し、家庭への働きかけも検討します。

★本例では対象者は小学部1年生となっていますが、担当教諭や養護教諭と事前に打ち合わせをし、クラス全体での授業展開が可能な学年に設定するのがよいでしょう。

★健康な歯を作るためには、食習慣や生活リズムを整えることが大切であることを伝えましょう。実践後の事後評価も児童の意欲を高めます。

6. 障害者保健　1) 特別支援学校

歯科衛生士活動の例③「健康教育（個別）」（記入例）（3日目）

健康教育（集団）指導計画案「特別支援学校」				
対象	小学部1年生　肢体不自由　（1クラス　3名）			
指導者	歯科衛生士　○川○子、補助者（実習生）　○山○美、○村○江			
指導目的	・基本的な歯磨きの方法を習得するために歯磨きの大切さを知り、自分で口腔衛生を維持しようとする態度を高める ・口腔の清潔を保つ態度を高める			
指導目標	①基本的な歯磨きの方法を知る ②基本的な歯磨きの方法に従って、自分で磨く態度を身につける ③口腔の清潔を保つ態度を身につける			

段階	時間	学習の流れ	指導の留意点		
導入	5分	①あいさつ　自己紹介 ②本時の学習内容を知る「食べたら歯を磨こう」	・授業の開始が意識できるように言葉かけをする ・学習の目標・内容について理解できるようにする		

			個別の支援		
			A君	B君	Cさん
展開	30分	①口の健康を維持するためには、歯磨きが欠かせないことを知る ②歯磨きの基本を知る ③歯磨きをする 　・歯磨きの準備をする 　・歯を磨く 　・うがいをし、歯ブラシを片付ける	・指導者の説明を聞き、可能な範囲で模倣してみるよう促す ・歯ブラシを口に入れ、動かしてみる ・流しに行き、うがいをし、歯ブラシを洗い片付ける	・学習内容カードを提示して学習活動の流れが理解できるようにする ・カードの手順に従い、歯磨きをする ・流しに行き、うがいをし、歯ブラシを洗う	・環境の変化に落ち着けるよう配慮しながら、活動に参加できるよう言葉がけをする ・口腔ケアの同意を得て、ガーゼや綿花で歯と歯肉の汚れをそっとふき取る ・水呑み、ガーグルベースンを使用し、口をすすぐ ※クロルヘキシジン配合のうがい薬を使用する
まとめ	5分	①本時の学習のまとめをする ②継続的な歯磨きを約束する ③あいさつ	・歯磨きの大切さや磨くポイントを確認する ・歯や口の健康のために歯磨きが大切であることを確認する ・頑張ったことを評価する ・給食を食べたら、歯磨きをすることを約束する		

個別の支援		
A君	B君	Cさん
・興味のあることには積極的に取り組むことができる ・落ち着いて学習活動に参加できるが、自分ひとりで作業することを好む	・興味のある活動には参加するが、周囲に気をとられることが多い ・学習内容を予告したり、確認することで見通しをもって学習に臨むことができる	・興味のあることには笑顔や発声が多く、自分から動こうとすることがある ・一緒にあいさつすることで、学習のはじめと終わりを理解することができる ・血液疾患があるため、歯ブラシを使っての歯磨きは行わない

指導計画のポイント

★情報収集
情報の収集にあたっては人権尊重の立場から必要なことのみにします。必要に応じて医師や専門家から指導助言を求めます。

★課題の整理
児童・生徒の課題を明確にします。

★目標の設定
課題を解決するために児童・生徒の発達状況を見ながら検討します。

★指導計画の作成
授業形態、指導場面、時間を設定します。

興味や関心を持ち達成感が得られるような内容、方法を探ります。

★指導の展開
実際の指導を展開し、記録します。

担当教諭、養護教諭との連携が必要です。

★評価
目標や達成度の評価、児童・生徒の変容や成果を客観的に整理します。

指導内容や方法、計画の見直し、修正を行い、次年度の指導に生かします。

CHAPTER Ⅱ　歯科衛生士の活動の場を知ろう！

6. 障害者保健

2) 身体障害者福祉施設

対象者	事業内容	関連職種
おおむね就学前の児童以上で、重度重複の障害を有する者。	入浴、排泄、食事の介護、その他生活相談、家庭訪問・病院への通院支援等や個々の能力に合わせた活動の提供をしている。利用者は普段は自宅で過ごし、日中は送迎により通所している。	生活支援員、社会福祉士、介護員、理学療法士、作業療法士、医師、看護師、管理栄養士、調理員、事務職員。

実習の展開と学びの視点

対象者の動き	時間	実習の流れ	学びの視点
自宅で待機	8：30	開始 スタッフ・ミーティング クラスごとの活動内容の確認	・福祉施設で用いられる用語 ・活動内容からの利用者の能力 ・情報収集
	9：30	送迎車でお迎えに出発	
到　着		お迎え 送迎車からの降車 上着、荷物の保管 手洗い	・車椅子の整備確認後準備 ・車椅子の使い方（ブレーキの扱い方等） ・支援員の動きや利用者への口調、声かけ時の体の位置 ・移乗の介助
各自のクラスへ移動 朝の会		排泄介助 連絡帳記載内容の確認	・コミュニケーション能力を知る ・保護者との連携の仕方
健康チェック	10：30	血圧、検温、健康相談 基礎代謝・体重・身長測定（1回／月）	・バイタルサインのチェック （生活習慣病を視野に入れて）
リハビリ体操		一緒に体操、介助	・身体（運動）機能の把握 ・表情から快・不快を読みとる
生活相談 病院付き添い支援 プール 散　歩 買い物訓練 口腔機能向上		1. アセスメント 2. サービス実施 　①健康教育（集団）（P.105参照） 　②個別支援（P.106、107参照） 3. お口の体操	・運動、姿勢（反射）の把握 ・呼吸、嘔吐、誤嚥の観察 ・口腔の周囲筋の評価 ・支援案の作製と実施 ・状況把握と記録 ・間接訓練、筋刺激訓練 ・口腔清掃時の補助道具使用
昼　食	12：00	排泄介助、食事介助	・口腔の機能と食形態の確認
歯磨き		昼食後の歯磨き指導 生体情報モニタ使用	・状況把握と記録、計画書作成
作業活動 作品作り（収益目的）	13：30		・コミュニケーション方法 ・技術習得の理解度 ・集中力、持続力 ・身体（運動）機能把握
帰りの会	15：00	体調確認、排泄介助、上着・荷物を忘れない	・バイタルサインのチェック
	15：30	送迎車へご案内 お見送り 清掃	・帰り支度の介助 ・移乗の介助 ・歩行器、車椅子などの片付け
帰　宅	16：30	スタッフ・ミーティング	・情報共有や交換（積極的に） ・連携の仕方
	16：45	記録	・実習を通しての気づき
	17：30	終了	

6. 障害者保健　2）身体障害者福祉施設

ここがみどころ

身体障害者通所施設では、歯科衛生士が他の職種と連携をとり「口腔機能向上支援」を実施しています。障害者支援における歯科衛生士の専門職としての役割を学びましょう。

対象者さんの障害程度は肢体不自由と知的障害が重度であるために、対象となるのは日常生活のすべてに介護や介助が必要な方々です。健康教育での関わりから細かな表情、緊張の度合い、過敏の部位、運動領域、理解度などさりげなく観察しておくと、個別支援がスムーズです。

また、利用者さんの生活の場は自宅です。私たちの行う健康支援が日常の介護者に簡単に取り入れられ継続できるように工夫しましょう。

歯科衛生士活動の例①「健康教育（集団）」（18歳以上対象）

健康教育（集団）指導案「身体障害者通所施設○○」

対象	重症心身障害者（10名程度）		
指導目的	・触れ合いながら、身体の緊張や口腔周囲筋の脱感作を図り、機能向上を高める		
指導目標	①アロマ・セラピーの香りの中、お口エステの心地よさを感じてもらう ②触覚過敏の除去や鼻呼吸をアロマ・セラピーやエステでかかわり口腔機能向上の体験をする ③口腔機能向上の重要性を学ぶ		
環境設営	2名の利用者の間に支援1名の配置　　指導者　2名　　海○華○　山○陽○		
準備施設	椅子、マイク、アロマセラピー、女性：口紅、男性：電動髭剃り、手鏡、横2cm、縦10cm程度のティッシュ		

段階	方法	時間	指導順序	指導内容	備考
開始前			・支援員に参加者の移動依頼 ・準備	・障害程度を配慮しながら場所を決定 ・対象者の希望も配慮する ・設営、媒体の準備 ・車椅子のスペースも確保	・マイク ・備品類
導入	講義	3分	あいさつ	・自己紹介	
			間接訓練の意義について模擬も交えて講話 ①脱感作の流れ ・過敏部位の確認 ・過敏の除去法 ②鼻呼吸の確認の仕方	・体の中心より遠い部位から近い部位へと過敏の有無の確認 ・鼻疾患や呼吸障害がないことを確認	・利用者はリラックスしてゆっくりとアロマの世界を楽しんでもらう
展開	実習	15分	開始	・手→腕→肩→首→顔面→口腔周辺の順に支援員の手のひら全体で過敏を確認する部位にしっかりと圧迫するように当てていく ・下顎と口唇を介助してしっかり閉じさせ、鼻の下に用意したティッシュをあて、鼻呼吸の練習 ・最後に女性の利用者へは口紅をつけ口唇訓練 ・男性の利用者へは電動髭剃りで口腔周囲筋へアプローチ	・過敏の除去法はエステを施しているような気持ちを持ち、利用者に声かけをしましょう
			終了	・支援員が手鏡で顔を見せたり、一人ひとりを見てまわり、美しくなったこと、気持ちのよい時間であったことなどを伝える	
まとめ	講義	2分	まとめ	・楽しい毎日に口腔機能は重要	・毎日の生活場面での定着をねらう
			あいさつ		
終了後			・片付け ・支援員にお礼	・使用媒体の片付け ・会場の片付け	

指導計画のポイント

★それぞれの障害程度を考慮しての計画が基本です。同時に対象は成人の方々です。企画での言葉の用い方の工夫も大事です。

★ほとんどの利用者が受動型ですので関わる職員の言葉かけ一つで表情が変わってきます。その微笑んだ表情も大きく開けた口も表情筋へのアプローチとなります。

口腔機能向上のための指導内容には以下のものがあります。

①アロマの中でのリラクゼーション
②触覚過敏への脱感作
③鼻呼吸訓練
④口唇閉鎖へのアプローチ
⑤歯磨き
⑥舌磨き

CHAPTER Ⅱ 歯科衛生士の活動の場を知ろう！

歯科衛生士活動の例② 「重症心身障害児用　口腔機能評価記録」（症例：脳性まひ、4歳）（個別支援）

氏名： ○村 ○子 さま　男・女　生年月日：H17年 6月 5日
障害名：脳性まひ　　　　　　　服薬名：テグレトール

Ⅰ．関連職種などによる質問と観察（保育職記載）

1. 生活リズム：起床時間 **8時00分** 朝食時間 **8時20分** 昼食時間 **11時30分**
   夕食時間 **18時00分** 就寝時間 **21時00分**

2. 摂取状況：■経口栄養　□経鼻経管胃栄養　□口腔ネラトン法　□空腸栄養法　□胃瘻

3. 食形態：□滑らかなペースト　□舌と上あごで押しつぶせる硬さ　■歯茎でつぶせる硬さ　□臼歯部に送り噛み砕き
   □口唇閉鎖して飲み込める硬さ　□幼児食（普通食より小さめ、軟らかめ）　□普通食

4. 食べ方：□自食できる　□時間はかかるが何とか食べる　■部分介助　□全面介助

5. 食事にかかる時間：□20～30分未満　■30分～45分未満　□45分～60分未満　□60分以上

6. 全身状態への質問と観察
   ①発語について：□単語程度のやりとりはできる　□限られた単語のみ話す　■発語はない
   ②意思の伝達方法：□身振り手振りで伝える　■その他の方法で伝える（具体的に：頭を振り拒否を示す）　□意思を伝えることは難しい
   ③指示に対する理解：□指示の理解は可能　□日常生活の簡単な指示理解は可能　□言葉では応えられないが理解はしている　■限られた簡単な指示理解は可能　□ほとんど理解はできない
   ④定頸：■可　□やや可　□不可
   ⑤姿勢：□座位可能　□補助具にて可　□座位不可
   ⑥歩行：□可　■補助具にて可　□不可
   ⑦原始反射：■あり（咬反射）　□なし
   ⑧肺炎の既往歴：■なし　□あり（いつ頃　　歳　　ヵ月）1回のみ
   ⑨最近の入院歴：■なし　□あり（いつ頃　　歳　　ヵ月）
   ⑩発作：■あり　その頻度 **月に1回** 程度　□なし

7. 口腔状態への質問と観察
   ①口腔状態：□問題なし　□むし歯がある　□乳歯と永久歯が混在している　□咬合状態に問題がある　□仕上げ磨き時に出血する　□グラグラする歯がある　■わからない
   ②本人歯磨き：□歯ブラシを口に入れるが噛んでいる　□歯ブラシを持つがすぐ離す　□歯ブラシを持てない
   ③仕上げ（介助磨き）時の協力状態・受け入れについて：□問題なく磨ける　□少しぐずるが問題なく磨ける　■嫌がるために磨きにくい　□嫌がり磨けない
   ④指しゃぶり：■あり　□就寝時のみ　□なし
   ⑤流涎：□あり　■時々あり　□なし
   ⑤口臭：□あり　□少しある　■なし
   ⑥舌苔：□あり　□少しある　■なし

8. 食べ方の質問と観察
   □食べることに意欲がなく、食べようとしない　■口の中いっぱいになるまで食べ物を入れる　■かまずに飲み込む（丸呑み）　□飲み込もうとせず（飲み込めない）、いつまでも食べ物を口の中に溜めている　□飲み込むのに時間がかかる　□「クチャクチャ」「ペチャペチャ」音を立てて食べる　□食べ物が口の外にこぼれる（食べこぼし）　□口の周りが食べ物で汚れる　■食後、口の中に食べ物や食べかすが目立つ　□口の中に溜めて吸っている　□食べ物や水分でむせる　□食後、咳が出る　□食後、声が変わる　□就寝してからむせる　□食後、嘔吐する（吐く）　□食後、口の中に食べ物を逆流させ噛み直す（反芻）　□食べ物へのこだわりが強く、特定のものしか食べない　■食べ物へのこだわりはないが好き嫌いが多い

9. とろみ剤使用：□あり　■なし

10. 使用しているスプーン：**ビジョン2歳からのスプーン**

11. 使用しているコップ：**両手コップ**

Ⅱ．専門職種による課題把握のためのアセスメント、モニタリング

1. 口腔状態：□むし歯らしき歯がある　□乳歯と永久歯が混在している　■咬合状態に問題がある　□問題ない　□わからない

2. 口腔周囲筋の緊張：□問題ない　■ややマッサージにより緊張が和らぐ　□緊張が強い

3. 舌の突出：□問題ない　■常に口唇の外側へ突出　□時々口唇の外側へ突出　□歯列の外側から口唇の間にある

4. 安静時の口唇閉鎖：□常に開口している　■閉じようとする動きがある　□時々閉鎖する　□閉鎖できる

5. 捕食時の口唇閉鎖：□まったく上唇が動かない　■閉じようとする動きがある　□時々閉鎖する　□閉鎖できる

6. 顎運動：□あり　■時々あり　□なし

7. 舌の運動
   ①左右の動き：■あり　□時々あり　□なし　②上下の動き：■あり　□時々あり　□なし

8. 咬力の緊張の触診
   ①右側の咬力の緊張の触診（咬合力）：□強い　■弱い　□なし
   ②左側の咬力の緊張の触診（咬合力）：□強い　■弱い　□なし

9. 顎の側方臼磨運動：□できる　■やや不十分　□不十分　□できない

10. 乳児様嚥下：□ある　□時々ある　■なし

11. 鼻呼吸：■できる　□できない

12. 歯肉増殖：□あり　■なし

13. プラーク付着：□付着なし　■少し付着　□べっとり付着

14. 仕上げ歯磨き時の出血：■なし　□あり

15. 歯肉の発赤：■なし　□あり

16. ブクブクうがい：□できる　□やや不十分　□不十分　■できない

個別指導のポイント

★重症心身障害者は、口腔機能の発達に加えて全身性の中枢神経運動の障害からくる姿勢の不安定や口唇・舌・顎の選択運動の困難さをもっています。また、多様な障害像を持っており、かなりの個人差があることを考慮した支援が必要です。保護者や支援員からの情報に傾聴し、全身とともに口腔観察からの問題を明確に捉えましょう。

6. 障害者保健　2）身体障害者福祉施設

歯科衛生士活動の例③「重症心身障害児用　口腔機能評価記録」（症例：脳性まひ、4歳）（個別支援）

状況把握と今後の課題（目標）

氏名：○村　○子　さま　男・女　生年月日：H17年　6月　5日
障害名：脳性まひ　　　　　　　服薬名：テグレトール

生活リズム：良

摂取状況：良
食形態：臼歯部に送り噛み砕き口唇閉鎖して飲み込める硬さの形態へアプローチ
食時間：良

姿勢：良（足が床にしっかり着いていることを確認）　定頸：良　反射残存：なし

肺炎の経験：良　最近の入院：良　発作：あり（発作状況の把握は忘れない）

口腔状態：上顎前突　清掃状況：良　習癖：指しゃぶり　流涎：時々あり　口臭：なし

食べ方：ひと口量、咀嚼、口唇閉鎖、麻痺側への食残渣、好き嫌いあり
とろみ剤：使用なし　食具：良

口腔周囲筋の緊張：あり　突出：あり　口唇閉鎖：時々閉じようとする動きあり　顎運動：あり
咀嚼：弱い　舌の運動：弱い　顎の側方臼磨運動：不十分　乳歯様嚥下：なし
鼻呼吸：良　歯肉増殖：なし　プラーク付着：ややあり
仕上げ磨きの定着：良　仕上げ磨き時の出血：なし
歯肉の状態：良　うがい：できない

個別指導のポイント

★個別支援では保護者や施設職員からの質問、相談に対応することもあります。個別支援専用のオリジナル用紙を作成し、共有化することもあります。そのことにより、利用者に関わる方々のやる気も高まり、より評価の高いものとなります。

★支援目標は、ご家族と話し合い、同意された内容であることを忘れないようにしましょう。

課題（目標）への支援方法：口腔機能状況の説明	
支援方法	支援内容
・指しゃぶりの回数を減らす	・手に動作を加えること、遊びの拡大への工夫（手遊び、本のページめくり、手を用いるおもちゃを選ぶ）
・触覚過敏への支援	・身体へ触れて遊ぶ（園活動の触れあい遊びに取り入れる）顔面へのスキンシップ（頬ずり、○パンマン手遊びなど）
・筋刺激への支援	・食事前にバンゲード訓練を行う。仕上げ歯磨き時は必ず指を入れ粘膜排除をしっかり行う
・口唇閉鎖、鼻呼吸への支援	・口唇を用いた遊びを取り入れる（風船、シャボン玉、ラッパなど） ・口唇に厚紙を挿み、鼻呼吸のトレーニング（タイマーを用い、どのくらいするのか音が鳴ったらおしまいなど、見通しを持たせて親子でゲーム感覚。最初は短い時間から）
・咀嚼への支援	・食事介助のとき、箸で臼歯部に食材をのせる、声かけを忘れない ・スティック野菜での練習、食材に隠し包丁を入れ噛みやすいようにする
・ひと口量への支援	・口角の幅より広い食べ物を与え、噛み千切りの練習
・調理方法の工夫	・食材のまとまり（少量のだし汁を混ぜる）
・好き嫌い対応	・交互に与え（交換条件）できたらほめる
・本人歯磨き支援	・本人磨きに手添えを加え、歯磨き行為を体感させながら教える
・仕上げ磨き支援	・粘膜排除をしっかり行い、磨く歯を見て歯ブラシを動かすように（歯面に歯ブラシは直角にあて、細かく動かす）麻痺側は食残渣があることを意識して歯磨きをする。歯磨き中の唾液はガーゼで拭き取る
・補助道具	・フロスを使用する
・うがい	・お風呂場にコップを持ち込み母親の模倣から教えていく
・歯肉増殖	・問題点を伝え仕上げ磨きの重要性を伝える

CHAPTER Ⅱ　歯科衛生士の活動の場を知ろう！

6. 障害者保健

3）知的障害者福祉施設

対象者	事業内容	関連職種
就学前児童以上で重度知的障害を有する方。	排泄、食事の介助、軽作業、その他生活相談、家庭訪問、病院付き添い支援など個々の能力に合わせた作業や活動の提供をしている。利用者は普段は自宅で過ごし、日中は送迎により通所している。	生活支援員、社会福祉士、介護員、看護師、管理栄養士、調理員、事務職員、歯科衛生士。

実習の展開と学びの視点

対象者の動き	時　間	実習の流れ	学びの視点
自宅で待機	8：30	開始 スタッフ・ミーティング クラスごとの活動内容の確認	・福祉施設で用いられる用語 ・活動内容からの利用者の能力 ・情報収集
	9：00	送迎車でお迎えに出発	
到　着		お迎え 送迎車からの降車	・声かけのタイミング ・利用者の呼び方、関わり方 ・支援の動きと利用者の特徴
各自のクラスへ移動 朝の会		排泄介助 連絡帳記載内容の確認	・自立身辺能力の把握 ・コミュニケーション方法 ・保護者との連携の仕方
健康チェック		血圧、検温、健康相談 基礎代謝・体重・身長測定（1回／月）	・バイタルサインのチェック （生活習慣病を視野に入れて）
ウォーキング、リズム体操	9：45 10：15	一緒に体操、介助	・身体（運動）機能も把握
軽作業活動 生活相談 病院付き添い支援 買い物訓練 趣味活動 口腔機能向上		1．アセスメント 2．サービス実施 　①健康教育（集団）（P.109参照） 　②個別支援（P.110、111参照） 3．お口の体操	・個々の障害特性の把握 ・作業場面から手指機能の観察 ・口腔の周囲筋の評価 ・支援案の作成と実施 ・状況把握と記録 ・うがい、間接訓練 ・補助道具の使用
昼　食	12：00	排泄介助、食事介助	・食具の用い方や口腔の機能と食形態の確認
歯磨き		昼食後の歯磨き支援	・本人の歯磨き能力など状況把握と記録、計画書作成
作業活動 作品作り（収益目的）	13：15		・支援員の関わり方 ・コミュニケーション方法 ・技術習得の理解度 ・集中力、持続力 ・身体（運動）機能把握
部屋の清掃	14：45	一緒に清掃	・道具の用い方 ・身辺自立能力の把握 ・衛生の習慣 ・バイタルサインのチェック
帰りの会		排泄、着替え介助 体調確認	
	16：00	送迎車へご案内 お見送り	・帰り支度の介助 ・表情の確認
帰　宅	16：30	スタッフ・ミーティング	・情報交換や共有、連携の仕方
	16：45	記録	・実習を通しての気づき
	17：30	終了	

6. 障害者保健　3）知的障害者福祉施設

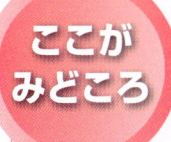

ここがみどころ

知的障害者通所施設では歯科衛生士が他の職種と連携をとり「口腔保健支援と口腔機能向上支援」を実施しています。障害者支援における歯科衛生士の専門職としての役割を学びましょう。

対象者の障害程度は重度の知的障害があることに加え、口腔周囲筋の発達が乏しく、大半が鼻呼吸はできても、常に開口されていたり、うがいができない場合が多くあり、日常生活のすべてに介助が必要です。健康教育に関わる際に細かな表情、障害の特性、運動領域、理解度などさりげなく観察しておくと、個別支援がスムーズです。また、利用者の生活の場は自宅です。私たちの行う健康支援が日常の介護者の支援に簡単に取り入れられるように工夫しましょう。

歯科衛生士活動の例①「健康教育（集団）例」（18歳以上）

健康教育（集団）指導案「知的障害者通所施設〇〇」口腔機能向上指導					
対象	重症知的障害者（40名程度）				
指導目的	・身体のエクササイズをしながら、お口の周りにも筋肉をつけ、機能向上を高める				
指導目標	①身体を動かし、健康管理も意識する ②模倣っこ（モデリング）しながら、相手を見て社会性を学びつつ口腔機能向上の体験をする ③口腔機能向上の重要性を学ぶ				
環境設営	5名ずつのグループ分けに1名の支援員配置		指導者　2名		海〇華〇　山〇陽〇
準備施設	BGM、椅子、マイク、歯ブラシ、風船、タイマー、砂時計				
段階	方法	時間	指導順序	指導内容	備考
開始前			・支援員に参加者の移動依頼 ・準備	・障害程度を配慮しながらグループ分け ・対象者の希望配慮する ・設営、媒体の準備	・マイク ・備品類
導入	講義	3分	あいさつ	・自己紹介	
^	^	^	間接訓練の意義について模擬も交えての話	・鼻疾患や呼吸器障害がないことを確認 ・口輪筋への刺激の仕方 ・鼻呼吸の確認の仕方	・利用者は椅子に座り、背筋を伸ばし、両足を揃え、両手を膝の上にのせ、全身に緊張を加えた静止のエクササイズ
展開	実習	15分	口腔機能向上のための指導開始	・唇を横にできるだけ広げ「イー」 ・唇を縦にできるだけ広げ「ウー」 ・下顎と口唇を介助してしっかり閉じさせ、鼻の下に用意したティッシュをあて、鼻呼吸の練習 ・歯磨き場面 咬合面を磨いたら歯ブラシの柄を横にして口唇に挟み、そのまま10秒（支援員が大きな声で10カウントして盛り上げる）保持し、ワンブロック磨いたら同じように繰り返す ・風船を膨らます（吹く模倣も大事です、評価しましょう） ・風船が膨れたら皆でパスをして遊ぶ	・歯ブラシ、風船（参加人数分）
^	^	^	終了	・口唇閉鎖を常に意識して、声かけやサイン、日常の余暇活動にゲーム感覚で口唇閉鎖遊びを企画してくださるように支援員にお願いする	
まとめ	講義	2分	まとめ	・楽しい毎日に口腔機能は重要	・毎日の生活場面での定着をねらう
^	^	^	あいさつ		
終了後			・片付け ・支援員にお礼	・使用媒体の片付け ・会場の片付け	

指導計画のポイント

★それぞれの障害程度を考慮しての計画が基本です。同時に対象は成人の方々です。企画での言葉の用い方の工夫も大事です。

★ほとんどの利用者が受動型ですので、関わる職員の言葉かけ一つで表情が変わってきます。そのほのかな表出を見逃さないようにすることが重度の障害者との関わりでは大事です。

口腔機能向上のための指導内容には以下のものがあります。

①鼻呼吸訓練

②口唇閉鎖へのアプローチ

③口腔周囲筋へのアプローチ

④歯磨き

CHAPTER Ⅱ　歯科衛生士の活動の場を知ろう！

歯科衛生士活動の例② 「知的障害児用　口腔機能評価記録（症例：ダウン症、5歳）（個別支援例）」

氏名：**尾○　龍○**　さま　　男・女　　生年月日：**H16年1月22日**
障害名：**ダウン症（心房中隔欠損）**　　　　服薬名：**なし**

Ⅰ．関連職種などによる質問と観察（保育職記載）

1. 生活リズム：起床時間　**8時30分**　朝食時間　**8時20分**　昼食時間 **11時45分**
夕食時間 **18時30分**　就寝時間 **21時30分**

2. 摂取状況：■経口栄養　□経鼻経管胃栄養　□口腔ネラトン法　□空腸栄養法　□胃瘻

3. 食形態：□滑らかなペースト　□舌と上あごで押しつぶせる硬さ　□歯茎でつぶせる硬さ　□臼歯部に送り噛み砕き　□口唇閉鎖して飲み込める硬さ　■幼児食（普通食より小さめ，軟らかめ）　□普通食

4. 食べ方：□自食できる　□時間はかかるが何とか食べる　□部分介助　■全面介助

5. 食事にかかる時間：□20～30分未満　■30分～45分未満　□45分～60分未満　□60分以上

6. 全身状態への質問と観察
①発語について：□単語程度のやりとりはできる　□限られた単語のみ話す　■発語はない
②意思の伝達方法：□身振り手振りで伝える　□その他の方法で伝える（具体的に：頭を振り拒否を示す）　■意思を伝えることは難しい
③指示に対する理解：□指示の理解は可能　□日常生活の簡単な指示理解は可能　□言葉では応えられないが理解はしている　■限られた簡単な指示理解は可能　□ほとんど理解はできない
④定頸：■可　□やや可　□不可
⑤姿勢：□座位可能　□補助具にて可　□座位不可
⑥歩行：■可　□補助具にて可　□不可
⑦原始反射：□あり（咬反射）　■なし
⑧肺炎の既往歴：□なし　■あり（いつ頃　**4**　歳　**4**　ヵ月）1回のみ
⑨最近の入院歴：■なし　□あり（いつ頃　　　歳　　　ヵ月）
⑩発作：□あり　その頻度　　　　　　　程度　　　　　　　■なし

7. 口腔状態への質問と観察
①口腔状態：□問題なし　□むし歯がある　□乳歯と永久歯が混在している　□咬合状態に問題がある　■仕上げ磨き時に出血する　□グラグラする歯がある　□わからない
②本人歯磨き：□歯ブラシを口に入れるが噛んでいる　■歯ブラシを持つがすぐ離す　□歯ブラシを持てない
③仕上げ（介助磨き）時の協力状態・受け入れについて：□問題なく磨ける　□少しぐずるが問題なく磨ける　□嫌がるために磨きにくい　■嫌がり磨けない
④指しゃぶり：■あり　□就寝時のみ　□なし
⑤流唾：□あり　■時々あり　□なし
⑥口臭：□あり　■少しある　□なし
⑦舌苔：□あり　■少しある　□なし

8. 食べ方の質問と観察
□食べることに意欲がなく、食べようとしない　■口の中いっぱいになるまで食べ物を入れる　■かまずに飲み込む（丸呑み）　■飲み込もうとせず（飲み込めない）、いつまでも食べ物を口の中に溜めている　□飲み込むのに時間がかかる　□「クチャクチャ」「ペチャペチャ」音を立てて食べる　□食べ物を口の外にこぼれて食べ物で汚れる、口の中に食べ物や食べかすが目立つ　□口の中に溜めて吸っている　□食べ物や水分でむせる　□食後、咳が出る　□食後、声が変わる　□就寝してからむせる　□食後、嘔吐する（吐く）　□食後、口の中に食べ物を逆流させ噛み直す（反芻）　□食べ物へのこだわりが強く、特定のものしか食べない　■食べ物へのこだわりはないが好き嫌いが多い

9. とろみ剤使用：□あり　■なし

10. 使用しているスプーン：**ピジョン2歳からのスプーン**

11. 使用しているコップ：**両手コップ**

Ⅱ．専門職種による課題把握のためのアセスメント、モニタリング

1. 口腔状態：□むし歯らしき歯がある　□乳歯と永久歯が混在している　□咬合状態に問題がある　■問題ない　□わからない

2. 口腔周囲筋の緊張：□問題ない　□ややマッサージにより緊張が和らぐ　■緊張が強い

3. 舌の突出：□問題ない　■常に口唇の外側へ突出　□時々口唇の外側へ突出　□歯列の外側から口唇の間にある

4. 安静時の口唇閉鎖：■常に開口している　□閉じようとする動きがある　□時々閉鎖する　□閉鎖できる

5. 捕食時の口唇閉鎖：□まったく上唇が動かない　■閉じようとする動きがある　□時々閉鎖する　□閉鎖できる

6. 顎運動：□あり　■時々あり　□なし

7. 舌の運動
①左右の動き：■あり　□時々あり　□なし　②上下の動き：■あり　□時々あり　□なし

8. 咬力の緊張の触診
①右側の咬力の緊張の触診（咬合力）：□強い　■弱い　□なし
②左側の咬力の緊張の触診（咬合力）：□強い　■弱い　□なし

9. 顎の側方臼磨運動：□できる　■やや不十分　□不十分　□できない

10. 乳児様嚥下：□ある　□時々ある　■なし

11. 鼻呼吸：■できる　□できない

12. 歯肉増殖：□あり　■なし

13. プラーク付着：□付着なし　□少し付着　■べったり付着

14. 仕上げ歯磨き時の出血：□なし　■あり

15. 歯肉の発赤：□なし　■あり

16. ブクブクうがい：□できる　□やや不十分　□不十分　■できない

個別指導のポイント

★重度知的障害者には、クチャクチャ食べや丸飲みの摂食・嚥下評価、流し込み食べや犬食い、また、上向き嚥下など、手指の機能と姿勢の評価、早食いや食べ方・食べ物へのこだわりなどの評価を行います。これらのことが生活習慣となり、ひいては生活習慣病へとつながっていくことも視野に入れた支援が必要です。保護者や支援員からの情報に傾聴し、口腔観察から健康管理のための問題をも明確に捉えなくてはなりません。

6. 障害者保健　3）知的障害者福祉施設

歯科衛生士活動の例③「知的障害児用　前頁口腔機能評価に基づく個別支援例（症例：ダウン症、5歳）」

状況把握と今後の課題（目標）

氏名：**尾○　龍○** さま　男・女　生年月日：H**16**年 **1**月**22**日
障害名：**ダウン症（心房中隔欠損）**　　服薬名：**なし**

生活リズム：就寝時間　　時　　分

摂取状況：**良**
食形態：**臼歯部に送り噛み砕き口唇閉鎖して飲み込める硬さの形態へ引き下げる**
食時間：**良**

姿勢：**良（足が床にしっかり着いていることを確認）**　定頸：**良**　反射残存：**なし**

肺炎の経験：**確認を怠らないように**　最近の入院：**良**　発作：**なし**

口腔状態：**開口**　清掃状況：**不良**　習癖：**指しゃぶり**　流涎：**時々あり**　口臭：**あり**

食べ方：**ひと口量、咀嚼、口唇閉鎖、飲み込み、好き嫌いあり、口腔内の食残渣**
とろみ剤：**使用なし**　食具：**良**

口腔周囲筋の緊張：**あり**　舌突出：**あり**　口唇閉鎖：**常に開口**　顎運動：**あり**　咀嚼：**弱い**
舌の運動：**弱い**　顎の側方臼磨運動：**不十分**　乳歯様嚥下：**なし**　鼻呼吸：**良**
歯肉増殖：**なし**　プラーク付着：**多量付着**　仕上げ磨きの定着：**問題あり**
仕上げ磨き時の出血：**あり**　歯肉の状態：**不良**　うがい：**できない**

課題（目標）への支援方法：口腔機能状況の説明

支援方法	支援内容
・指しゃぶりの回数を減らす ・触覚過敏への支援 ・筋刺激への支援	・手に動作を加えること、遊びの拡大への工夫（手遊び、本のページめくり、手を用いるおもちゃを選ぶ） ・身体へ触れて遊ぶ（園活動の触れあい遊びに取り入れる） ・顔面へのスキンシップ（頬ずり。○パンマン手遊びなど） ・食事前にバンゲード訓練を行う ・仕上げ歯磨き時は必ず指を入れ粘膜排除をしっかり行う
・口唇閉鎖、鼻呼吸への支援	・口唇を用いた遊びを取り入れる（風船、シャボン玉、ラッパなど） ・口唇に厚紙を挿み鼻呼吸のトレーニング（タイマーを用い、どのくらいするのか音が鳴ったらおしまいなど、見通しを持たせて親子でゲーム感覚。最初は短い時間から）
・咀嚼への支援	・食事介助のとき、箸で臼歯部に食材をのせる、声かけを忘れない ・スティック野菜での練習、食材に隠し包丁を入れ噛みやすいようにする
・ひと口量への支援 ・食事介助支援 ・調理方法の工夫 ・好き嫌い対応 ・歯磨きからの効用について説明 ・本人歯磨き支援	・口角の幅より広い食べ物を与え、噛み千切りの練習 ・口唇閉鎖、顎固定 ・食材のまとまり（少量のだし汁を混ぜる） ・交互に与え（交換条件）できたらほめる ・生活リズムの調整、口腔の問題解決、社会生活への適応、衛生観念、口腔周囲筋の脱感作、問題行動の解除、手指機能の向上、歯肉炎の問題解除 ・本人磨きに手添えを加え、歯磨き行為を体感させながら教える（毎回10カウントは行う
・仕上げ磨き支援	・仕上げ磨きの定着は段階に沿い見通しを伝えながら進めていく 　段階1：ガーゼでの清拭 　段階2：10カウントは歯ブラシ、その他の部位はガーゼによる清拭 　段階3：上顎10カウント磨き、下顎10カウント磨き、その他の部位はガーゼによる清拭 　段階4：全顎は歯ブラシを用いて 歯磨きは粘膜排除をしっかり行い、磨く歯を見て歯ブラシを動かすように（歯ブラシは歯面に直角にあて、細かく動かす）麻痺側は食残渣があることを意識して歯磨きをする。歯磨き中の唾液はガーゼで拭き取る
・補助道具 ・うがい	・フロスを使用する ・お風呂場にコップを持ち込み母親の模倣から教えていく

個別指導のポイント

★個別支援では保護者や施設職員からの質問、相談に対応することもあります。個別支援専用のオリジナル用紙を作成し、共有化することもあります。そのことにより、利用者に関わる方々のやる気も高まり、より評価の高いものとなります。

★支援目標は、ご家族と話し合い、同意された内容であることを忘れないようにしましょう。

CHAPTER Ⅱ　歯科衛生士の活動の場を知ろう！

6. 障害者保健

4）精神障害者社会復帰施設

対象者	事業内容	関連職種
統合失調症、気分（感情）障害など。 ＊自宅やグループホーム等から通所する慢性期の精神障害者。	生活訓練施設、就労支援施設などで、生活訓練や就労支援を目的に専門家が援助および指導・訓練を行う。生活リズムを整え、経験を広げることや仲間づくりを通して社会生活を営む自信をつけさせ、社会参加を目指す。	精神保健福祉士（PSW）、精神障害者社会復帰指導員、作業療法士（OT）、歯科衛生士。

実習の展開と学びの視点

対象者の動き	時　間	実習の流れ	学びの視点
到　着	9：15	スタッフ・ミーティング	・作業やプログラムの目的の把握 ・参加者の把握
朝のミーティング	9：30	近日中の体調・服薬の確認 作業やプログラムなどの確認	・当日や自宅にいる時のようすも把握する ・服薬の重要性の理解 ・表情や話し方の観察
作業またはプログラム	9：45	見学または一緒に行う	・午前の作業は、昼食の調理がプログラムになることが多い
休　憩	10：45	お茶を一緒に準備	対象者の行動の観察のポイント ・作業内容は理解できているか ・集中できているか ・他の人と協調できているか ・ハプニングに上手に対処できているか
作業またはプログラム（昼食の調理）	11：00	一緒に行う 配膳を手伝う	口腔の観察のポイント ・健常者との違いを判断する ・変化の有無（歯根破折の有無など）
昼　食	12：00	ともに昼食をいただく 食事のようすの観察 昼食後の歯磨きの観察	食事の観察のポイント ・姿勢 ・捕食 ・咀嚼回数 ・誤嚥
自由時間（個別の時間）	13：00	担当する対象者とともに過ごす ブラッシング指導を行ってもよい	ブラッシングの観察のポイント ・清潔か、不潔か ・こだわりの有無 ・使用中の道具の消耗度（歯ブラシの変化） ・洗口ができるか
作業またはプログラム	14：00	見学または一緒に行う	
部屋の清掃	15：00	一緒に行う	対象者との会話 ・話をよく聞く（傾聴） ・穏やかに明朗に話す ・先入観にとらわれない
午後のミーティング	15：15	本日の感想・気づき 実習生としての感想・気づき	指導員の対応や会話の仕方の観察 ・「心のバリアフリー」について考えてみる
帰　宅	15：30 16：00 17：00	スタッフ・ミーティング 記録 終了	・指導員とケースについて話し合う ・反省と気づきのまとめ

6. 障害者保健　4）精神障害者社会復帰施設

ここがみどころ

精神障害者生活訓練施設等で実施されるプログラムには調理や音楽鑑賞などだけでなく、SST（ソーシャルスキルトレーニング）や健康教育も含まれています。また医療相談等を定期的に実施している施設も多いようです。精神障害者が社会復帰するためには医療と福祉の両面からのサポートが必要となりますが、口腔の健康に関するプログラムや教育を定期的に行っている施設はまだ少なく、一方で口腔の問題を抱える精神障害者は多いようです。臨地実習の機会を利用して歯磨き指導だけでなく口腔の健康をトータルにサポートできるような企画を立て、指導員と協力しながらぜひ実施してみましょう（歯科衛生活動の例①〜③）。

歯科衛生士活動の例① 「健康教育（集団）」

口腔の健康教育（口腔機能）　指導案

対象	精神障害者社会復帰施設に通所する精神障害者
指導者	歯科衛生士　○川○子、補助者（実習生）○山○子、○村○子
指導目的	・健康な口が社会生活に欠かせないことを知り、それを手にするためのスキルアップを行う
指導目標	①健康な口について理解する ②自分の口の健康度を知る ③口を健康にするためのスキルを手に入れる
準備するもの	（施設・本人）卓上鏡、色鉛筆またはサインペンなど （実習生）視覚的媒体、チャート用紙、米菓子

段階方法	時間	実習の流れ	指導の留意点
		準備 ・媒体を並べる ・水の準備	・対象者も一緒に準備
導入	5分	あいさつ、質問 ・口や食べることについて	・指導員も参加
観察	10分	自分の口を知る ・歯の数を数える ・チャートに記入	・鏡を見ながら ・左右逆でも可
		機能を知る ・米菓子を食べる ・舌の動きのチェック　チャートに記入	・チャート記入のポイント 　色を使う
訓練	10分	舌の訓練 ・口唇の周囲に米菓子を付着させ、舌尖で取る ・最大努力で動く範囲を広げるように励ます ・最終結果をチャートに記入 ・米菓子を食べる	・色を変える ・色を使うことで、前後を比較しやすくなる
発表	10分	発表 ・舌の出方 ・唾液の出方の違い ・米菓子の味の違い	・一人ずつ発表 ・ボード等に書き出す
考察まとめ	10分	まとめ ・健康な歯の数と咀嚼の関係 ・咀嚼と舌の動きとの関係、味との関係 ・楽しく会食できることの意味を考えさせ発表 ・舌体操の継続への意識づけ	・媒体を使用 ・ボード等に書き出す
		片付け	・対象者も一緒に片付け

指導計画のポイント

★精神障害者で向精神薬の長期多剤投与を受けていた人の中には、口腔機能が低下している人が少なくありません。この企画では、残っている歯の数を把握させることと、舌体操時の望ましい位置に舌尖部が到達できるかで、口腔機能低下の目安とします。

★菓子を一粒ずつ口腔周囲に水分で軽く貼り付け舌尖で取らせながら舌を鍛えます。ゲーム感覚で競わせたりしながら楽しく行うとよいでしょう。症状が安定している精神障害者はこのレベル程度の学習は十分にできますし、また楽しむことも可能です。

★歯数の減少と薬剤の影響で知らず知らずのうちに口腔機能が低下していたことに気づかせ、他の人との交流の場である食事の場面で自信が持てるようスキルアップを支援します。

CHAPTER Ⅱ　歯科衛生士の活動の場を知ろう！

歯科衛生士活動の例②「個別の口腔清掃指導」

指導案＜個別指導＞

対象	精神障害者社会復帰施設に通所する精神障害者
指導者	歯科衛生士　○川○子、補助者（実習生）　○山○子、○村○子
指導目的	・オーバーブラッシングを発見し、WSD（くさび状欠損）と磨耗を予防する
指導目標	①磨きすぎの兆候に気づかせる ②適切な歯ブラシの毛の硬さがわかる ③適切なブラッシング圧がわかり実行できる
指導の目安	・昼食後のブラッシングのようすをよく観察し、磨き方からオーバーブラッシングと判断できる対象者を選び実地指導を行う。以下、その目安である ①ストロークが大きく加圧した操作をしている ②ブラッシングの時間が長い ③同じ個所のみをブラッシングしている ④歯磨き剤を多量に使っている ⑤強迫性障害がある。または強迫的傾向がある

段階	時間	実習の流れ	指導の留意点
導入	15分	観察させる ・歯頸部の磨耗状態 ・辺縁歯肉の形態変化 説明する ・将来生じるかもしれない不利益 ・理由と解決法	
訓練1	10分	体験させる ・ジェントルブラッシングを実感させる ・強く磨かなくても実際に汚れは落ちることを確認させる	・午後の自由時間等を利用して行うとよい ・対人緊張のある対象者は指導員も一緒のほうが、圧迫感が減少し緊張しにくくなるかもしれない（指導員に確認する）
訓練2	10分	スキルアップ ・実地指導 ・歯ブラシの選択基準 ・歯磨き剤の有効活用法と選択基準	
考察 まとめ	10分	指導員と確認 ・継続と定着に向けて ・観察ポイント、声かけ等の依頼	

📝 個別指導のポイント

★精神障害者の中には強迫性障害を伴っている人または強迫的傾向の強い人がおり、オーバーブラッシングになる傾向があります。また、もともとブラッシングに力が入りすぎている人や、より適切な方法を学習する生育環境になかった人もいます。そのような人たちは磨耗に気がつかぬまま歯の喪失の原因を作ってしまっているので、専門的な立場からのサポートが必要です。

★もちろん一度指導しただけで改善できるようなものではないので、アプローチを重ねていく必要があります。人によっては個人指導の際の歯科衛生士実習生との「心理的な距離の近さ」に圧迫感を感じる人もいます。指導員に相談しながら関わり形成をしましょう。また、強迫的傾向にある人に「もう少しきちんと磨いて」という意味の言葉かけは避けましょう。強迫的なブラッシングを助長することになりかねません。

6. 障害者保健　4）精神障害者社会復帰施設

歯科衛生士活動の例③「ソーシャルスキルトレーニングを利用した取り組み」

	「歯科医院を上手に受診する」　指導案
対象	精神障害者社会復帰施設に通所する精神障害者
指導目標	・歯科医院を受診した際に、主訴や自分の思いをきちんと伝え不安や恐怖をあまり感じずに、適正な治療を受けることができるようになる。また最後まで通院する意識が持てるようになる
準備	・歯科医院の受付役、歯科衛生士役、歯科医師役を決める（対象者） 　進行担当：指導員（または歯科衛生士学生） 　オブザーバー：指導員（歯科衛生士学生が進行役を行う際に協力してもらう）
グループ・ワーク1	進行役はこのワークについて説明する 　・思ったことは何でも話してよいこと 　・人の話をよく聞くこと。バカにしたり批判したりしないこと 　・話したくないことは話さなくてもよいこと 　・ここで聞いた話は外では話題にしないこと（たとえ家族でも） 　などを確認する。 ＜ワークの始まり＞ 「歯科の治療と聞いて心に残っていることについて発表して下さい。よかったことと悪かったことに分けて言ってください」 「歯の治療に行きたいけど、ついつい先延ばしってあるよね。なぜだろう？」 「歯医者さんからどうしましたって聞かれたとき、どのくらい痛いですかって確認されたときなど、心で思っている通りに言えますか？」 「こんな歯医者だったらいいなって、たとえばどんな歯医者さん？」 など、精神障害者は歯科治療へのかかりやすさが損なわれやすいことに気づかせるだけでなく、その解決方法まで考えさせ発言できるように進行する ＊メンバーには自由に発言させる ＊必要であればホワイトボードに書きとめる
ロールプレイ	・メンバーが歯科医師、患者、受付、歯科衛生士それぞれの役を担当する ・グループ・ワークで発表された場面を演技で再現してみる ・次に解決策として発表された場面を演技で再現してみる
グループ・ワーク2	・メンバーは役を演じてわかったこと、感想、思いを発表する ・その発表をもとにさらに意見を交換し合う ＊必要であればホワイトボードに書きとめる 今度歯科医院に行く際に役に立ちそうなことを各自が紙に書き出してみる

指導計画のポイント

★SSTの手段の一つにグループ・ワークがあります。当事者自身が、そのテーマについて自分の意見や思いを発表し、他のメンバーの話を聞く作業の中から、よりよい解決方法を探っていくプロセスです。

★この指導案はさらにグループ・ワーク1で得られた内容に基づいたロールプレイを行うことで（体験として再現する）、より一層具体的なプロセスとなっています。役を演じることによって、グループ・ワーク1の際には思いつかなかった、あるいは典型的にしかとらえていなかったことに実は違う側面があることに気づくかもしれません。

★それを疑似体験とし、さらにグループ・ワーク2を行い、互いにこの体験で感じたことや気づいたことを共有するプロセスを経ることで、自分なりの解決策を見い出す可能性が高くなります。最後に書き残すことで、より印象と記憶を強化し、実践で生かす自信につなげていきます。進行役は非常に重要な役割なので、学生には難しいと思われます。

＜SSTとは？＞
　Social Skills Training（社会のなかで生き抜いていくための技術）。困難な場面で他者にアドバイスや助力を求める技術、金銭を管理する技術・方法など、社会の一員として他者との関係性を保ちつつ自己も損なわない、より合理的で人間的な生活を営んでいくための実践訓練を意味している。通常プログラムとして社会復帰施設で実施されることが多い。

CHAPTER II　歯科衛生士の活動の場を知ろう！

7. 病院での活動

1）脳神経外科病棟

対象者	事業内容	関連職種
クモ膜下出血、脳梗塞、脳出血、腫瘍などのために入院中の患者。	脳外科の入院患者（神経外傷、脳梗塞、脳内出血、腫瘍など）の専門的口腔ケアを実施する。口腔ケアを行うことは、患者に爽快感を与えたり、肺炎予防にも効果がある。その内容は、機能的口腔ケア、器質的口腔ケアに大別できる。	医師、看護師、歯科医師、歯科衛生士、医療ソーシャルワーカー、受付、言語聴覚士、理学療法士、作業療法士。

実習の展開と学びの視点

対象者の動き	時間	実習の流れ	学びの視点
ベッドで療養中、初期は安静体位交換、排泄物処理、リハビリの準備など	13：00	あいさつ、スタッフ・ミーティング スケジュールの確認 実習内容、使用器材等の確認と準備	・看護師との情報交換（協働の理解）、患者情報の共有（例：人数、感染症）
声かけに反応しない人がほとんど	14：00	あいさつ、声かけ（以下の項目は、歯科衛生士の指導を受けながら進める）患者の観察	・意識レベルの確認（JCS） ・患者の体調把握（バイタルサインの確認） ・看護師による口腔状態の確認
ケアを受けやすい姿勢を保っている	14：10	体位の安定を図る	・頭部の固定、顔の向き、座位か仰臥位か等
	14：20	口腔ケアに先立ち、感染予防対策	・防護具の着用
口腔ケアを受ける	14：20	全身状態、顔、口腔の観察	・入院から転棟までの期間、口腔ケア時の配慮の要点
		アセスメント（一部実習）	・口腔外、口腔内の状態観察 ・歯や口の状態、口唇、頬、舌、動きの十分な観察 ・対応項目の優先順位決定
		必要器材の準備	・用具、衛生材料、薬品等の選択（最少にする） ・看護師への指導
		口腔清掃実施（一部実習）	・痰の管理 ・炎症、出血、排膿の有無を確認して、必要な対応をする ・患者の状態に合わせた口腔清掃を実施
		機能的ケアの実施	・口唇、舌、頬などのストレッチ、またはリハビリ ・唾液の状態
終　了		終了時の評価	・口腔内外の確認、唾液の吸引、口腔周辺の清拭
	15：30	患者周辺、ベッド上の点検	・使用した用具（忘れ物がないよう注意）
	15：30	後始末 あいさつ、退室	・使用用具の洗浄、廃棄物の処理
	15：40	記録	・実習内容、気づいたこと、考察 ・次回への課題
	16：30	終了	

7. 病院での活動　1）脳神経外科病棟

ここがみどころ

患者は脳障害を受けて入院。手術後、ICUを経て、病棟へ転棟してきます。患者の病状、意識レベルはさまざまです。口腔ケア介入までの期間の長短によって、その後の口腔機能の回復に影響があるため、早期に口腔ケアを開始することが必要になります。

歯科衛生士の専門的知識や技術を活用して、評価とともに、器質的口腔ケアおよび機能的口腔ケアを行いますが、用具や方法は、患者個々の状態に合わせて選択していきます。

可能な限り、患者自身で開口できるような介入を行い、患者への負担を軽減するよう努めます。

歯科衛生士活動の例①「事前学習事項例」

＜事前学習の行動目標＞

①脳神経の働きを理解する。

②脳神経外科に入院している患者の主な疾患を理解する。

　a．クモ膜下出血

　b．脳内出血（視床出血、小脳出血、被蓋出血）

　c．脳梗塞

　d．脳腫瘍

　e．頭部外傷

③原疾患の部位、領域による障害の状況を理解する。

④モニターの見方とその意味がわかる。

⑤人工呼吸器、カフなどを理解する。

⑥バイタルサインの意義と正常値・異常値について、理解する。

⑦鼻腔栄養（脳外科の場合は短期療用のため胃瘻はつくらない）や点滴の必要性を理解する。

⑧初回時の器質、および各組織の動きを観察、評価できるようにする。

⑨口腔ケアに使う用具について説明するとともに、適切に選択する。

⑩口腔ケア時の注意事項を列挙する。

⑪口腔ケア時の緊急事態の対応を理解する。

⑫評価の時期と方法を理解する。

口腔ケア計画のポイント

★自分が担当する患者についての事前情報を得て、原疾患およびその障害について予習し、対応上の注意事項を確認しておきます。

★口腔ケアの記録を参考として、実施する内容を考えます。

★指導を受けながら、口腔ケアを実施します。

★事後評価を行います。

★脳神経外科の患者は、ほとんどの人が自己表現できないので、家族の意向をくんで行動しなければなりません。

★また、患者の全身的状況を把握して、他の職種と連携して行動することが大切です。

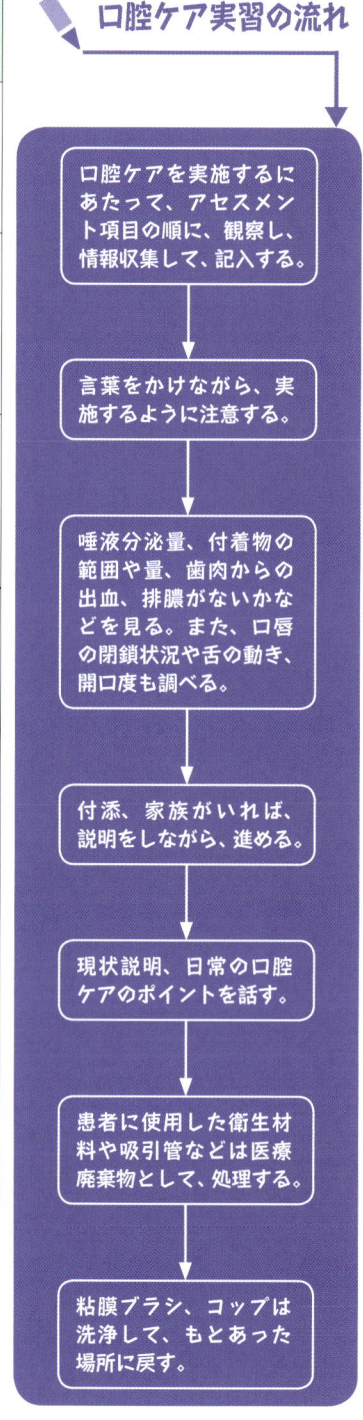

CHAPTER Ⅱ　歯科衛生士の活動の場を知ろう！

歯科衛生士活動の例②「脳障害患者のアセスメント」

対象患者	36歳男性、小脳出血。入院後4ヵ月。脳神経外科病棟に転棟後、1週間 動作　JCS：Ⅲ-300
目　的	・指導者の協力を得て、患者の全身状況、感染症の有無、意識レベル、口腔内状況を把握して、口腔ケアの目標を設定して、実施する
目　標	①原疾患とその部位によって、意識レベルの違いがあることを理解する ②介入までの期間によって、反応が異なることを理解する ③具体的な口腔ケア計画を立てる
準備するもの	・記入用紙、筆記用具、記載板 ・コップ、ガーゼ、粘膜ブラシ、デンタルミラー、吸引管、保湿剤 ・防護用ビニールエプロン、マスク、グローブ、ゴーグル
導　入	・あいさつ、自己紹介
観察・検査	・付き添いからの情報収集 ・全身状態：発熱の有無、気管切開、酸素吸入、栄養法 ・コミュニケーション法 ・口腔外の状態 ・口唇：閉鎖、動き、乾燥、付着物の有無 ・歯：本数、治療状況 ・歯肉：炎症、出血、排膿の有無 ・舌、頰粘膜：付着物、動き ・唾液：分泌量、粘稠度
口腔ケア計画	・口腔ケアの流れ、使用する用具や衛生材料の選択
口腔ケアの実施	・手指消毒、防護具の着用 ・口腔清掃：唾液を吸引あるいは拭去しながら、実施 　　　　　　ブラシ使用の際、余分な水分は拭き取る ・機能訓練：舌、口唇、頰のストレッチ、リハビリ
後始末	・使用したものの消毒 ・置き忘れのないように注意する ・防護具、衛生材料など、使用物品の廃棄（医療廃棄物） ・手指消毒
あいさつ	・退室
実施記録	・アセスメント表の記載内容を確認し、不足があれば補足する ・口腔ケア実施表に実施した内容や、使用した用具等を記載する ・次回への連絡事項を記載する

口腔ケア実習の流れ

- 口腔ケアを実施するにあたって、アセスメント項目の順に、観察し、情報収集して、記入する。
- 言葉をかけながら、実施するように注意する。
- 唾液分泌量、付着物の範囲や量、歯肉からの出血、排膿がないかなどを見る。また、口唇の閉鎖状況や舌の動き、開口度も調べる。
- 付添、家族がいれば、説明をしながら、進める。
- 現状説明、日常の口腔ケアのポイントを話す。
- 患者に使用した衛生材料や吸引管などは医療廃棄物として、処理する。
- 粘膜ブラシ、コップは洗浄して、もとあった場所に戻す。

7. 病院での活動　1）脳神経外科病棟

歯科衛生士活動の例③「脳障害患者に対する口腔ケア実施記録」（記入例）

口腔ケア実施票

患者番号　5406
実施日　21年　4月　5日　　第 2 回　　担当者　○川△子

全身状態	気道感染	有（　　　　　　　　　　　　　　　　　　）　(無)　不明
	酸素療法	(有)　無　　言語明瞭度　会話可　構音不明瞭　(会話不可)
	気管切開	(有)　無　　発声機能　ほぼ普通　弱い　(発声不可)
	その他	クモ膜下出血
コミュニケーション		(一)　±　会話　動作（JCS Ⅲ-300）
口腔状況	過敏	(一)　±　（　　　　　　　　　）　SpO₂
	開口度	3横指　(1〜2横指)　1横指以下　不可　Pulse
口腔所見	歯垢	清潔　ほぼ清潔　(やや不潔)　不潔
	歯肉の炎症	−　(±)　歯間乳頭　辺縁歯肉
	歯肉の出血	(一)　刺激により出血＋　＋＋
	口臭	なし−　(わずか±)　顕著＋

・SPO₂を見ながら実施のこと

	口唇	頰粘膜	口蓋	歯肉	舌
乾燥	− (+)	(−) +	(−) +	(−) +	− (+)
付着物	− (+)	(−) +	(−) +	− (+)	− (+)

問題点：全体に粘稠な付着物あり。乾燥して付着。易出血性

個別指導のポイント

★ご家族に、口腔ケアについて説明しながら、進めます。

★日常的に口腔ケアを実施してもらえるように協力を仰ぎます。

★粘膜、舌に付着した剥離上皮、痰などを除去した後、清掃を行い、歯間部の清掃状態も確認しましょう。保湿剤使用は、唾液分泌量を考慮して、時期、量を考えましょう。

歯科衛生士の役割

★歯科に関する専門知識や技術を生かして、患者の口腔状態を最良に保つことを優先します。

★適切にアセスメントして、口腔ケア計画を立てるとともに、退院、転院後の生活につなげられるよう、継続的な働きかけを行います。

★看護師が担当する内容は説明した上で、連携を図ります。

歯ブラシによる擦過傷

実施内容	使用物品	(ガーゼ)　541ES　(540S)　歯間ブラシ　フロス　吸引器
	薬剤等	オーラルバランス　(チェックアップ)　(ココアバター)
	要点	(歯のケア)　(舌ケア)　(保湿)　脱感作　※湿ったガーゼを使用
次回への伝達・依頼事項		退院・転院日（　　　）
		粘膜ケア、歯間部の清掃を十分に行う

CHAPTER Ⅱ　歯科衛生士の活動の場を知ろう！

8. 在宅歯科訪問診療

1) 歯科訪問診療

対象者	事業内容	関連職種
在宅療養の心身障害者、または要介護認定を受けていない高齢者や通院困難な方と介護保険の要認定者。	歯科訪問診療に伴い歯科医師が必要と判断された老化や障害・療養などで通院困難な方に対して行う。歯科衛生士は歯科医師の指示のもと、口腔機能管理を他職種とのチーム・ケアで実施する。	主治医、歯科医師、介護支援専門員、看護師、理学療法士、歯科衛生士、介護福祉士、管理栄養士、福祉用具貸与業者など。

実習の展開と学びの視点

対象者の動き	時　間	実習の流れ	学びの視点
起床、排尿（おむつ交換）洗顔、更衣、身だしなみ	7：00		・AM8時～12時は妻独りの介護
口腔清掃と口腔機能訓練ベッドで朝食（経口＋胃瘻）食後30分以上ギャッジアップ口腔清掃			・食前ウォーミングアップ（歯磨き、うがい、吹き戻し、呼吸、発声訓練など）
	8：30	歯科診療所へ集合	
おむつ交換、ギャッジアップ	9：30	スタッフ・ミーティング	・情報収集
TV観賞、水分補給	11：00	移動	・車椅子への移乗介助 ・グッズの選択と使用方法
訪問歯科診療（1週間に1回1時間）車椅子への移乗専門的口腔ケアを受ける		訪問歯科診療到着 車椅子への移乗見学 専門的口腔ケア実施見学 食前ウォーミングアップの見学	・自立歯磨きとうがいの工夫 ・食前ウォーミングアップの方法 ・呼吸機能と口腔機能訓練 （大胸筋の筋力UP、舌訓練、歌など）
昼　食 口腔清掃	11：50	食事介助の見学 ①経口（好物のトロミ入りパン粥とトロミ入り野菜ジュース少々） 専門的口腔ケア実施見学 ②胃瘻（経腸栄養剤の注入、経口不足分補充）食後30分以上ギャッジアップを伝え、次の訪問先へ	・体位の確保 ・経口摂取の介助方法 ・口腔機能に合わせた食形態の指導 ・胃瘻での摂取介助法 ・自立歯磨きとうがいの練習 ・逆流防止の体位確保
TV鑑賞、午睡	12：00	訪問歯科診療終了	
排　便（ポータブルトイレ、おむつ交換）	14：30		
他職種の訪問（入浴、リハビリ、訪問看護、訪問治療等）	14：30 15：30		・他職種の役割
呼吸機能と口腔機能訓練おやつ（車椅子上）、口腔清掃排尿（ポータブルトイレ、おむつ交換）			・食前ウォーミングアップ ・自立歯磨きとうがいの練習
TV観賞と午睡	16：00		
散歩（車椅子）	17：30		
排尿（ポータブルトイレ、おむつ交換）夕食、口腔清掃、家族と過ごす排尿、更衣、就寝	18：00 22：00		・食前ウォーミングアップ ・深呼吸(吹き戻し)と舌訓練 ・介助磨きとうがい

8. 在宅歯科訪問診療　1）歯科訪問診療

ここがみどころ

在宅歯科訪問診療を利用する対象者は在宅の要介護度の高い方、寝たきりが多く、その支援にはケアマネジャーのマネージメントで多くの職種が入れ替わり立ち替わり、横の連携をとりながらチームで関わっています。

私たち歯科衛生士には、口腔ケアの自立支援・QOLの向上・口腔機能向上などが求められます。しかも、そのどれもが困難なケースが多いのも現実です。他職種で行われる退院時共同担当者会議やサービス担当者会議への参加も積極的に行い、情報交換・認識の統一などをはかりながらアセスメント・課題を分析して対象者・家族がどうしたいか、それを実現するためのセルフ・基本・専門的サービスを実践しやすい内容から具体的に口腔ケアプランを立て、口腔機能と摂食・嚥下機能管理を実施していきます。

歯科衛生士活動の例①「ケアプランの作成例」 Ｉさん

口腔機能改善管理指導計画

わたしのゴール	・好物の魚をおいしく安全に食べ続けます ・口の中がねばついて口臭もあり、時折出るよだれも治します	
ゴールに向かう身近な目標	目標達成の具体的計画（頻度等も含む） 目標を達成するために自宅で行う内容（セルフケアプログラム）および来宅の際介護職員や家族が行うサービス（基本的サービス）、歯科衛生士が行うサービス（専門的サービス）は次のとおりです	実施期間 評価予定
介助磨きを嫌がらない 自分で磨き、うがいもする 肺の機能をアップさせ、咳払いを強くする 離床時間を延長する 大きな声で歌う 姿勢を整え、ウォーミングアップをしてよく噛んで食べる	セルフケアプログラム（毎日） ・介助磨きが痛くなければ我慢します ・歯磨きを丁寧にする練習をします ・ブクブクうがいを練習します ・深呼吸のグッズを使って練習します ・離床時間を長くし、歌を歌います ・むせずに上手に食べます	毎回・日に実施
	基本的サービス（家族・看護師・理学療法士）（毎回） ・歯磨き・ブクブクうがいの声かけをします。歯・歯肉・粘膜・義歯磨きの介助をしながら、筋力トレーニングをします ・深呼吸の声かけや歌を促します ・離床時間が長くなるように援助をします ・声かけを多く、コミュニケーションを図ります ・むせずに上手に食べる援助をします	毎回・日に実施 確認
	専門的サービス（月1～2回） ・誤嚥性肺炎の話をして、予防をされるように指導します ・Ｉ様に合った効果的なグッズの選択をして使用方法を指導します ・専門的口腔ケアを行います ・肺活量や離床時間のアップを図り、咳払いや排痰や体力維持につなぎます ・口腔機能に合った食形態や嗜好に考慮して経口摂取をゆっくり進めます	月に1回は歯磨き・口腔機能のトレーニングなどの方法や効果を確認 3ヵ月後に全体の評価

実行や支援にあたって、注意することなど

口腔清掃も口腔機能訓練もあせらずに、ご本人の意欲に合わせて実践しましょう。
離床（ギャッジアップ）や好きな歌を大きな声で歌うよう声かけを多くしましょう。

計画書作成者：＿＿＿＿＿　職種（ □言語聴覚士 ・ ☑歯科衛生士 ・ □看護職）

初回作成日：　　　年　　月　　日
作成（変更）日：　　年　　月　　日
○○歯科医院

指導計画のポイント

左は対象者退院前の退院時共同担当者会議に出席し、作成した口腔ケアプランです。

★好物の魚やパン粥を安全に食べ続けるために意欲の維持・増進と自立のための口腔機能訓練の継続を目指します。

★アルツハイマー症は特に無理やりすれば嫌なイメージだけがインプットされ、基本的な信頼関係が崩れます。笑顔で穏やかに進めつつ、他動的な訓練を毎日誰かが同じ要領で実践できるようマネージメントします。

★歯磨きへの強い抵抗は、歯の動揺や歯ブラシの毛の硬さや当て方等が原因で起きていると思われます。過敏や緊張の有無も考慮しながら、やさしく適切な口腔ケアによる唾液の変化（爽快さの自覚）や歯磨きの受け入れを目指します。また、低栄養・脱水の管理や、健康と嚥下機能のための離床時間の延長などはいうまでもありません。

CHAPTER Ⅱ 歯科衛生士の活動の場を知ろう！

歯科衛生士活動の例② 「口腔アセスメントの記録例」アセスメント・モニタリング・評価（記入例）

口腔ケアアセスメント票（例）		年　月　日　担当者名	
氏名　Ｉ　　　S4年 3 月 25 日生（ 80 才）	（**男**・女）	担当歯科医師名	
日常生活自立度　J1　J2　A1　A2　B1　**B2**　C1　C2			
認知自立度　　　Ⅰ　Ⅱ　Ⅱa　Ⅱb　Ⅲ　Ⅲb　**Ⅳ**　Ⅴ			
要介護度　5		主な介護者　妻	
既往症 　H12～アルツハイマー型　認知症 　H16～胃潰瘍 　H21.1　左大腿骨頚部骨折（ope施術） 　H21.3　誤嚥性肺炎　4月　胃瘻造設		服薬状況 　アリセプト1/D・タケプロン1/D・ピュシーＳ３ 　包レストマート3T・ビソルボン2T	
現疾患 　アルツハイマー型認知症　誤嚥性肺炎		障害など意識状態 　意識障害JCS　1-2　　　摂食・嚥下障害	
ＡＤＬ評価			
視覚	**見える**　眼鏡等使用　見づらい（右・左）　　見えない（右・左）		
聴覚	**聞こえる**　補聴器使用　聞きづらい（右・左）　　聞こえない（右・左）		
言語	明瞭　　やや不明瞭　　**不明瞭**　　発語なし		
理解	できる　　**できないこともある**　　できない		
認知症	なし　　ややある　　**ある** 特記事項など 　アルツハイマー	感染症	あり　**なし**
身体状況	麻痺　**なし**　ある（　　　） 拘縮　**なし**　ある（　　　） その他（　　　　　）	バイタル 状況	異常（　**なし**　　あり　）
移動	独歩　杖歩行　手引き歩行　歩行器　シルバーカー使用 車イス自走　**車イス介助**　リクライニング車イス使用 ストレッチャーのみ　その他（　　　　　　　　　　　　　）		
排泄	尿意（　あり　**なし**　）　便意（　あり　**なし**　） 自立　　一部介助　　**全介助**　その他（　　　　　　　　　　）		
入浴	自立　　一部介助　　**全介助** その他（　　　　　　　　　　　　　　　　　　　　　）		
更衣	自立　　一部介助　　**全介助**　その他（　　　　　　　　　）		
摂食	自立（　道具　＝　箸　**スプーン**　介護用食器等使用） 一部介助（　介助の内容　　　　　　　　　　　　　　　　） **全介助**　　　経管栄養（　経鼻　**胃ろう**　　　　　　　　）		
調理状態	主食　＝　普通　軟飯　五分粥　全粥　ミキサー　**ソフト食**（嚥下訓練食） 副食　＝　普通　小口切り　刻み　極刻み　ミキサー　**ソフト食**（嚥下訓練食）		
水分摂取	コップ使用　ストロー使用　薬のみ使用　その他（　　　　　　　） むせ（　あり　**ときどき**　なし　）　トロミ（　**あり**　なし　）		

日本歯科衛生士会発行「口腔機能管理に基づく専門的口腔ケア・口腔ケアアセスメント票（例）」より改変

アセスメントのポイント

★口腔機能管理指導計画書を立案するためのアセスメントは、本人や家族からの聞き取りのほか、歯科医師からは口腔診断の結果と指示をケアマネジャーより認定調査票、主治医の意見者、フェイスシート(利用者基本情報)、退院時の診療情報提供書や看護連絡票（サマリー）、ケアプランなどを申し受けます。

★そこから健康状態や既往歴、基礎疾患、ADL、生活歴、環境、社会的状況、意欲、価値観などを把握します。

★認知の方には家族に日常のようすや介護上での困難な点を聞き取りします。

★摂食・嚥下機能に問題のある場合は食事面も観察し、アセスメントを充実させます。

★事前アセスメントを利用して1ヵ月後のモニタリング、3ヵ月後の評価を行います。

8. 在宅歯科訪問診療　1）歯科訪問診療

歯科衛生士活動の例③「I さんの専門的口腔ケアの手順」

<I さんの専門的口腔ケアの手順>

1. バイタルチェックと体調の聞き取り
   ・血圧、脈拍、呼吸数、体温およびSpO_2（経皮的動脈血酸素飽和度）、頸部聴診、覚醒状態、表情、しぐさ、介護者より近況情報の収集

2. グッズの準備
   ・その日の状態に合わせて自立磨き用と介助磨き用などの用意をする

3. 安全で安楽な姿勢の保持
   ・汚水の誤嚥予防や緊張緩和を考慮した姿勢

4. 口腔清掃（口腔機能訓練を兼ねる）
   ・柄の強いスポンジブラシによる口腔内清拭、超軟毛ブラシによる自立歯磨き、介助磨き、含嗽の練習

5. 口腔機能訓練（その日の覚醒状態・意欲に合わせる）
   間接訓練：口や嚥下の体操
   　　　　　呼吸訓練（ティッシュ吹き、吹き戻し、歌唱など）
   　　　　　大胸筋の訓練（上肢挙上）、口腔周囲筋訓練（バンゲード法）
   　　　　　など
   直接訓練：トロミ付き飲み物、好物のソフト食を少量摂取の指導と管理、環境、姿勢、食形態、食介助など

6. その他
   ・間接訓練はできるだけ居宅外で行うと気持ちが前向きになり、覚醒にもよい
   ・食前・食後の頸部聴診

7. 終了時のバイタルチェックと後片付け

8. 実施記録の記入および報告
   ・よくなっていること、頑張っていることを見つけ、ほめて励ます
   ・BDR、RSST、オーラルディアドコキネシスなど口腔内に関することだけではなく、体調、服薬、CRP、WBC、BMIなどの変化も記録する

口腔ケアのポイント

★口腔ケアに抵抗がある方の場合、いきなり口の中に手を入れたり、口唇周囲を触ったりせず、まずは利用者の立場に立って、コミュニケーションをとり、信頼関係を築くことが重要です。今までの経験の中で、痛みやつらい嫌な思いをどこかでしてきたのだと思われます。たとえ認知が進み、物忘れが進んでいても感情は残っています。

★生活習慣の中での口腔機能管理であり、毎日の継続と少しずつアップさせることがコツです。生活者の視点で介護者の体調や自尊心、価値観も常に考慮しつつ進めましょう。

★嫌がられる方には現状維持だけでもつらいことがあります。あせらないでゆっくりと、本人の気持ちに付き合うことも大切です。常にやさしくあたたかく接するようにしましょう。

歯科衛生士の役割

★口腔の清掃や機能の管理をしながら、週1回の専門的口腔ケアだけでは改善、または現状維持が困難なことが多いため、家族や介護支援専門員を通して他職種・ボランティア等に声かけや介助の依頼（決して押し付けではない）をします。たとえば、カンファレンスの場で状況の説明と理解を得て、各職種でできるところからかかわりを持ってもらえるようコーディネイトをします。

★このようにして食前ウォーミングアップ、深呼吸や舌訓練、介助磨きとうがいなどが毎日行われることにより、Iさんのゴールを目指した支援が行われることになります。

★あらゆる面でのリスク管理も心得ておかなければなりません。

CHAPTER
Ⅲ

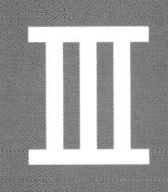

学んだことを振り返ろう！

CHAPTER Ⅲ

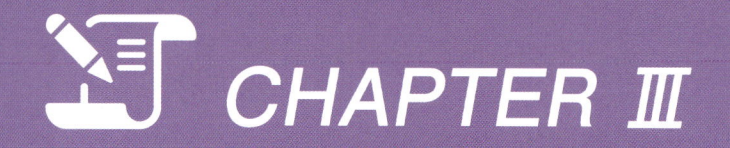

学んだことを振り返ろう！

　実習終了後は、これまでの学びを振り返ることが大切です。多くの実習をとおして皆さんの知的好奇心は小さく、あるいは大きく揺り動かされたのではないでしょうか。「あれ？」「これは？」「なぜ？」「どうして？」…「なるほど！」「そうか！」「やっぱり！」…。

　このように実習期間中には多くの疑問点や発見が次々とあふれ出てきます。そして、それを一つひとつ「調べる」「質問する」「体験する」「訓練する」などの手段で確認していきます。この繰り返しの過程が、学びを徐々に深め、実習を終えるごとに皆さんの成長に影響していくのです。

　実習が各学年に計画されている場合は、実習で気づいたことをその後の授業で確実に学び、再び実習に出て、新たな課題を見つけ、また終了後学習するというように、学年の進行に合わせて段階的に学ぶこともできます。ですから、1年生で体験する臨地実習と3年生での実習では、学びの視点や目標も違ってくるはずです。

　学んだことを振り返ることには、今の自分の学びのレベルを知り、次のステップにつなげるという大事な役割があるのです。

1. 実習中の学び

　いざ実習が開始されると毎日の新しい発見や現場で学ぶさまざまな症例に圧倒されることでしょう。予想どおりに進行しなかったり、思わぬアクシデントが発生したり、厳しい指導に弱音を吐きそうになったり……。でも、そうしたことを通して皆さんの歯科衛生士としての自覚は育っていくのです。状況に合わせた対応（臨機応変）ができるようにならねばならない、それが現場です。そのためにも実習の活動を通して、それを皆さんがどのように学ぶかがポイントになります。

　実習中は実習そのもの、あるいは実習指導者からの助言や、指導などから学んだ多くの事柄を記憶する、メモするなどの方法で残します。そして、最終的に実習記録にまとめます。

1. 実習中の学び

1）記録の意義

実習の学びを深めるには、ズバリ「カタチに残す」ことです。

失敗も成功も必ず振り返り、次回へのステップにします。記録は、カタチに残すためによく使われる方法です。記録することにより、実習で学んだ事柄が明瞭化され、その学びを指導者と共有することができます。そして、その過程から新たな気づきが生まれ、実習を客観的に考察する機会となります。

記録には、それぞれの目的に応じた役割があります。

歯科臨床の現場では、「歯科診療記録（カルテ）」や「歯科衛生士業務記録」がありますが、学生の皆さんが実習時に記録するものには「対象者の指導記録」や「実習記録」があります。このハンドブックでは「実習記録」について述べます。

2）実習中の記録

一般に記録の形態には文字、図や絵、写真、映像、音声などさまざまなものがありますが、実習記録では、文字や図などが中心に最も多く使用されています。各学校や実習施設で実習記録用紙が用意されているので確認しましょう。

実習記録は原則毎日提出します。臨地実習では実習期間が短期間、あるいは1日だけという場合もあるので、提出期限に間に合うよう実習終了後は早急に記録としてまとめる必要があります。

ステップ10　臨地実習記録とは！

（1）実習で学んだ事柄をカタチに残す手段（やりっぱなしにしない）
（2）実習記録は誰かに読まれるものである（自分だけがわかればいいというものではない）
（3）実習内容を明瞭にするものである（書くことで体験した事例や、状況を客観的に考察）
（4）実習指導者と共有するものである（疑問点、問題点の解決、新たな気づきがある）
（5）不足するものを明らかにする（これからの方向性を見出す）

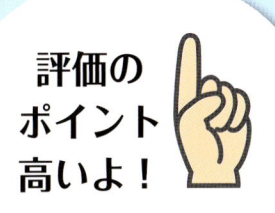

評価のポイント高いよ！

実習記録からは皆さんの学びの深さがよくわかります。まとめ方の工夫、内容、感想など私たちも楽しみにしていますよ（指導者から）。

CHAPTER Ⅲ　学んだことを振り返ろう！

3）記入上の注意

　実習記録に記入する内容はあらかじめ課題として指定されているものと自由に記載してもよいものがあります。ここでは後者の自由記載についてまとめています（表15）。

　実習記録は文字で文章化しますが、内容によっては図を描く、イラストを入れるというのもよいでしょう。

　健康教育や学校等での集団歯科保健指導を実施する場合は、作成した指導案も資料として添付すると、良かったことや改善点がわかりやすくなります。みなさんのアイディアで学んだことを整理し、自らの実習を振り返りましょう。以下は臨地実習で記しておきたい実習記録内容とまとめ方のポイントの一例です（表16）。

表15　記入上の注意

①各学校で指定された所定の用紙に、ペン、またはボールペンを使って書く。
②読みやすいように、項目を立てて記述する。文章を短くまとめてわかりやすく記載する。
③誤字、脱字、当て字、略語、絵文字等のない文章にする。
④適切な専門用語を使用する。
⑤文献をそのまま転記するのは避ける。要点をまとめ、後日活用できるように記録する。
⑥口語的な表現は避ける。です・ます調、である調で記録する。
⑦対象者のプライバシーに配慮した表現にする。

表16　臨地実習における実習記録内容とまとめ方のポイント

1日目	2日目以降	備　考
□ 実習日時 □ 実習テーマ、実習目標など	□ 実習日時 □ 実習テーマ、実習目標など	
□ 対象者のようす ■ 実習の展開（全体を捉える） ■ 展開に伴う気づき	□ 対象者のようす ■ 実習の展開（的をしぼる） ■ 展開に伴う気づき ■ 事例	→実習の展開で健康教育の指導案を作成している場合は添付する。 →記録には実名は避ける。プライバシーの保護に注意する。
□ 考察	□ 考察	→考察は実習からわかったことをまとめる。感想にならないようにする。
□ 感想	□ 感想	→ここには感じたことを素直に書く。実習計画の進行結果や反省点をまとめるのもよい。
□ 質問	□ 質問	→調べても理解できなかった疑問点や、今後の実習に対する希望をまとめる。
□ 指導者のコメント	□ 指導者のコメント	

1. 実習中の学び

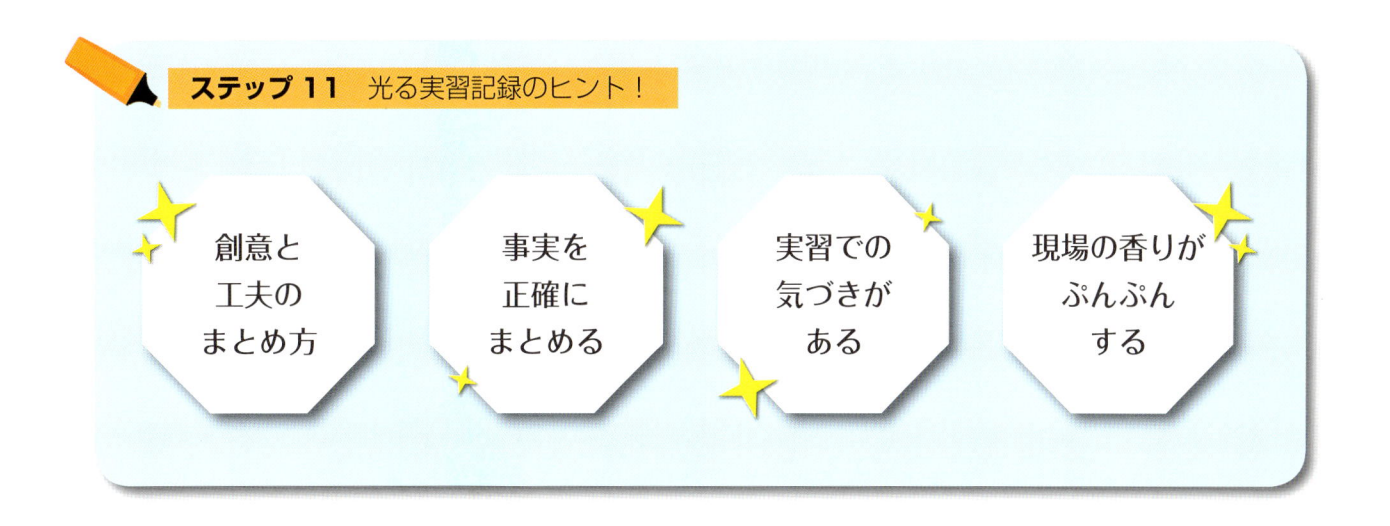

ステップ11　光る実習記録のヒント！

- 創意と工夫のまとめ方
- 事実を正確にまとめる
- 実習での気づきがある
- 現場の香りがぷんぷんする

次に実際に小学校での臨地実習（集団歯科保健指導）における一連の提出物の事例をみてみましょう（次ページ、表17、図9〜11）。

ステップ12　臨地実習の展開例を提出物から見てみよう！

サボテン歯科衛生士専門学校3年のHさんは臨地実習でK小学校に歯科保健指導に行くことになりました。実習の指導教員は学校のF先生です。

実習は前期に2回、後期に2回、計4回継続的に実施しました。K小学校は、4年目の臨地実習施設です。5月に実施された歯科健診の結果を参考に、さっそく実習計画を立てました。その後、校長先生や養護教諭、学校歯科医師の先生方と打ち合わせを行い、実習が実施されました。

集団歯科保健指導は一つの指導案を基本に、学年ごとの発達に合わせて実施しました。

提出物は前期2回の実習が終了した時点のものです。

CHAPTER Ⅲ　学んだことを振り返ろう！

表17　歯科保健指導指導案「K小学校　1～6年生への歯科保健指導」（2回目）

学習者	K小学校　1～6年生		
目 的	歯と歯ぐきの健康を維持するために、口や歯の関心を高め、プラークの除去法を学ぶ。		
目 標	（1）歯や口の役割について知る　（2）自分の口腔内の状態を知る　（3）プラークの除去法を習得する		
場所と学習の環境設営	1・3・5年の各教室に2・4・6年が入って学習する。	指導者　4人	H ・ Su ・ Se ・ N （引率教員：F）
準備物（児童）	■歯ブラシ　　　■コップ　　　■鏡　　　■牛乳パック ■タオル　　　■洗濯バサミ　　　■筆記用具		
準備物（SDH）	□動物の歯の絵　　□「めざせ！ピッカリ王子・ピッカリ姫」プリント　　□顎模型（大） □糸ようじの媒体　□糸ようじ（人数分）　　　　　　　　　　　　　　□アイドルK君の写真 □顎模型　　　　□歯ブラシ（大）　　　　　　　　　　　　　　　　　□ペットボトル □自分の歯ブラシ　□染色液		

	方法	時間(分)	指導内容（指導順序）	指導上の注意（指導者の活動）	備　考
導入		3	①あいさつ	・担任の先生にあいさつをする。 ・前に並んであいさつをする。 ・大きな声でハッキリと話す。	
			②学習予定の説明	・今日の学習内容を説明。	
展開1	講義	5	③歯の役割について	・児童に動物の歯の絵を見せて何の動物か当ててもらい、歯の特徴について説明する。 ・歯の役割を「噛む・話す・見た目」の3つに分け、児童に発表してもらう。 ・K君の写真を見せて、歯は見た目にも影響することを伝える。	□動物の歯の絵 □アイドルK君の写真
展開2		20	④「めざせ！ピッカリ王子・ピッカリ姫」のプリント実施 （1）観察・書き出し （2）今年の目標をたてる	・プリントを配り、前回撮った口腔内写真であることを伝える（2年生からは去年の写真もあり）。 ・児童に口腔内写真を観察してもらい、問題点を書き出してもらう。 ・指導者はアドバイスをする。 ・自分に合った目標を考えてもらい、プリントへ記入してもらう。 ・指導の3回目、4回目も使って変化を見ていくことを伝える。	□「めざせ！ピッカリ王子・ピッカリ姫」プリント ■筆記用具
展開3	実技		⑤ブラッシング	・タオルでエプロンをつくる。 ・ブラッシング前に、歯ブラシの疲労度をチェックする。 ・前回のブラッシング指導を復習しながら、ブラッシングする。 ＜ポイント＞ 　★小さく動かす　★歯と歯ぐきの間 　★歯の裏はかかとを使う　★歯と歯の間　★大臼歯 　★特に歯肉炎のある部位を丁寧に磨いてもらう 　★机の間を回りながら、個人的にブラッシング指導する ・特に歯肉炎のある部位を丁寧に磨いてもらう。 ・机の間を回りながら、個人的にブラッシング指導する。	■タオル ■洗濯バサミ ■歯ブラシ □顎模型 □歯ブラシ（大） □自分の歯ブラシ ■コップ □ペットボトル ■吐き出し容器
			⑥染め出し	・滴下法。 ・染色液を垂らしたら、舌でまんべんなく付けて1回うがいしてもらう。 ・どこがよく染まっているか観てもらい、発表してもらう。	□染色液 ■コップ ■吐き出し容器
			⑦歯間部の清掃 ＜糸ようじ＞	・歯間部の清掃は糸ようじが有効であることを伝える。 ・模型を使用して、糸ようじの使い方を指導する。 ・糸ようじを配り、使ってもらう。 ・時間があれば、仕上げ磨きをする。	□顎模型（大） □糸ようじの媒体 □糸ようじ（人数分）
まとめ			⑧まとめ	・今日の授業の振り返り。 ・達成度の○が全部埋まるよう家や学校で歯磨きを頑張ってもらう。	
			⑨あいさつ	・前に整列して終わりのあいさつをする。	
終了後			⑩片付け	・貸し出し物の回収。 ・吐き出し容器の処理（担任の先生の指示に合わせる）。 ・使用媒体の片付け、黒板を消す。 ・担任の先生にお礼のあいさつをし、控え室に退場する。	

1. 実習中の学び

図9 2回目に使用する予定だったチェックシート（指導者からのアドバイスで図10のように修正）

めざせ！ピッカリ王子

K小学校　年　組　名前

1. 調べてみよう！じぶんのお口

・歯のようす　・プラークのつきぐあい　・歯ぐきのようす

2. どこが一番もんだいかな？

3. どうしたらいいかな？

4. 今年のめあて（ゴール）

【　2かいめ　】
・お口のかんさつ
・目標のたっせいど　○○○

【　3かいめ　】
・お口のかんさつ
・目標のたっせいど　○○○

【　4かいめ　】
・お口のかんさつ
・目標のたっせいど　○○○

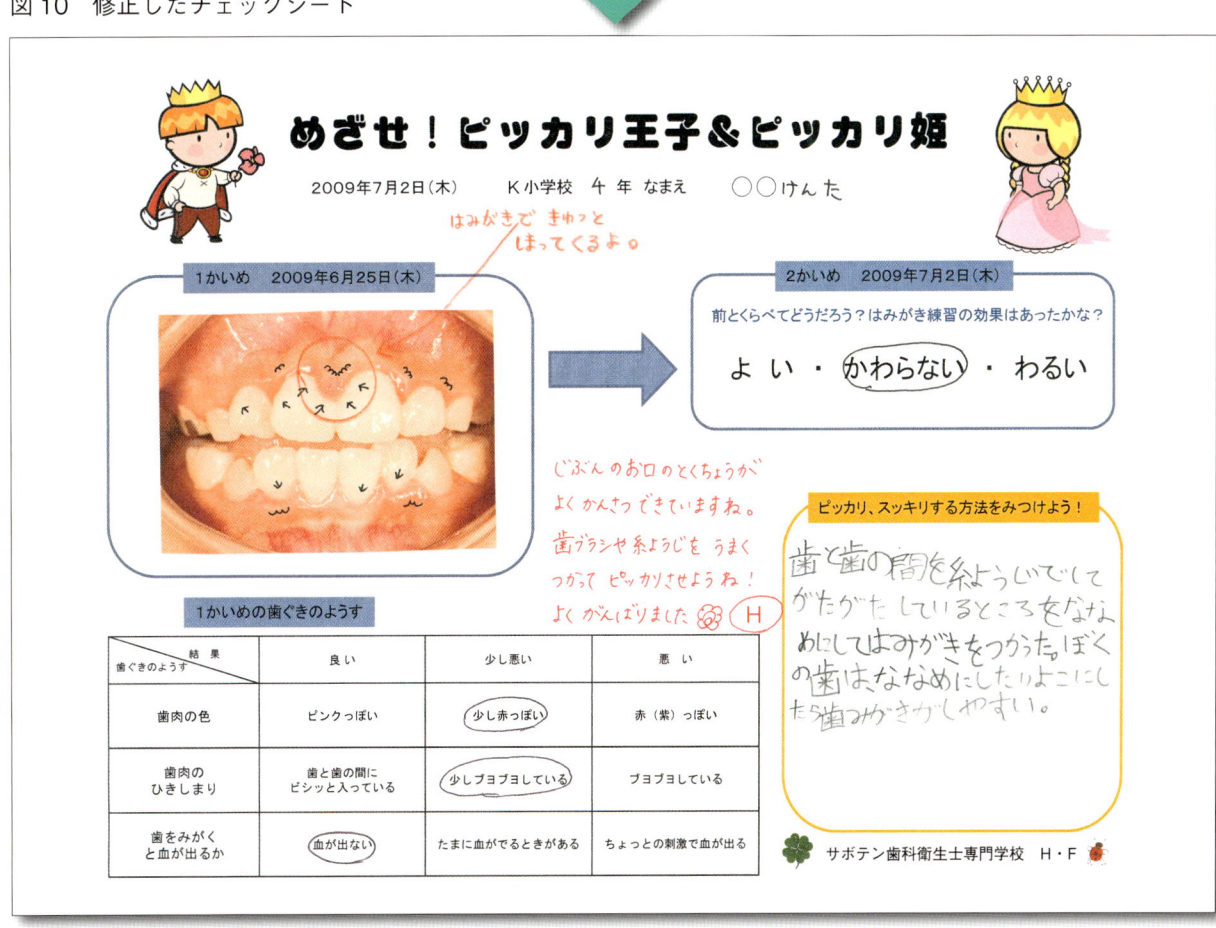

図10 修正したチェックシート

めざせ！ピッカリ王子＆ピッカリ姫

2009年7月2日（木）　K小学校　4年　なまえ　○○けんた

1かいめ　2009年6月25日（木）

はみがきで　きゅっと　はってくるよ。

2かいめ　2009年7月2日（木）

前とくらべてどうだろう？はみがき練習の効果はあったかな？

よい ・ (かわらない) ・ わるい

じぶんのお口のとくちょうが
よくかんさつできていますね。
歯ブラシや糸ようじを　うまく
つかって　ピッカリさせようね！
よく がんばりました　H

ピッカリ、スッキリする方法をみつけよう！

歯と歯の間を糸ようじでして
がたがたしているところをなな
めにしてはみがきをつかった。ぼく
の歯はななめにしたりよこにし
た歯つみがきがしやすい。

1かいめの歯ぐきのようす

結果 歯ぐきのようす	良い	少し悪い	悪い
歯肉の色	ピンクっぽい	(少し赤っぽい)	赤（紫）っぽい
歯肉の ひきしまり	歯と歯の間に ピシッと入っている	(少しブヨブヨしている)	ブヨブヨしている
歯をみがく と血が出るか	(血が出ない)	たまに血がでるときがある	ちょっとの刺激で血が出る

サボテン歯科衛生士専門学校　H・F

CHAPTER III　学んだことを振り返ろう！

図11　実習記録

平成　年度　第　学年　臨地実習記録　実習施設（K小学校　　　　）
NO.　　　名前　H

平成　年 7月2日（木）	実習で学んだこと 児童が分かりやすいプリントの作り方

〈K小学校　1～6年生への歯科保健指導〉（2回目）

- 今回のテーマ「歯と歯ぐきの健康を維持するために、口や歯の関心を高め、プラークの除去法を学ぶ」
- 学習内容
  - 「歯の役割について」…動物の骨格の媒体でクイズ・亀梨君の写真で歯の大切さを知ってもらう
  - 「めざせ！ピッカリ王子・ピッカリ姫」…前回撮影した口腔内写真をプリントに貼り付け、児童に観察してもらう。前回と今日の口腔内をくらべてもらい、ピッカリ・スッキリする方法を自分なりに考えてもらう。（歯磨きと糸ようじを使ってから方法を考えてもらう）
  - ブラッシング、染め出し、糸ようじの実施…前回のブラッシングの復習＋歯間部の清掃法を身につける。

- 今回、使用した「めざせ！ピッカリ王子・ピッカリ姫」について

〈自分が作成したプリント〉 Before　★ワードで作成
めざせ！ピッカリ王子
- 大きくとらえすぎる
- ぬりづらい
- 難しい

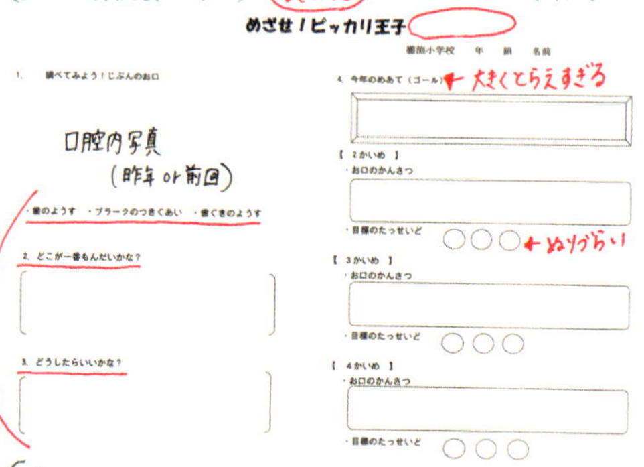

〈先生に直して頂いたプリント〉 After　★パワーポイントで作成
めざせ！ピッカリ王子＆ピッカリ姫
- しっかり日付をかく
- わかりやすい！
- 表をつけるとくらべやすい

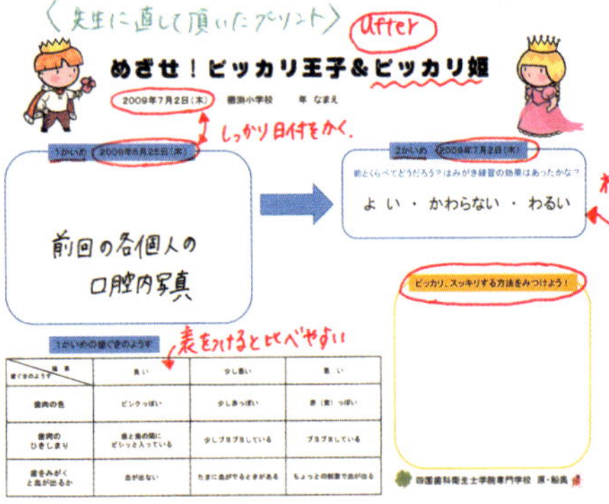

- 「ピッカリ姫」がぬけていた。
- 児童にとっては難しく、特に低学年は分からない。
- 目標の達成度の○○○が小さく、色塗りがしづらい。
- 全体的に窮屈な感じがする。

- 内容はシンプルで分かりやすく。・「よい・かわらない・わるい」の3段階
- イラストやカラーで楽しいプリントに。（レイアウトも大切!）
- 前回使用した表を入れて、観察しやすくなった。
- 「めあて」と大きくとらえず、「ピッカリ、スッキリする方法」におきかえて児童に考えてもらいやすくなった。・言葉が分かりやすい。

〈考察〉
2回目の指導は、「めざせ！ピッカリ王子・ピッカリ姫」のプリントをメインに使いました。最初、私が考えたプリントは、児童にとっては少し難しく作ってしまいました。F先生に夜遅くまで直して頂き、とても分かりやすくて、楽しいプリントに仕上りました。お家の方が見ても、喜ぶプリントになったと思います。パワーポイントを使うと、レイアウトがきれいに出来るんだと教わり、次回からは是非パワーポイントを使おうと思います。媒体一つにしても

〈指導者のコメント〉「対象者」をしっかり理解して、楽しいものになるように作成することが大切だと分かりました。
　プリントを配った時の児童の反応がすごかったですね。特に前回撮影した口腔内写真に興味をもっていましたね。前回と比べて「かわらない」と答えた児童は、よくする方法を具体的に考えていたので次回の秋の指導が楽しみです。写真は保護者への意識付けにも有効です。　指導者　F㊞

評価	
身だしなみ・態度	Ⓐ・B・C
積極性・意欲	Ⓐ・B・C
協調性	Ⓐ・B・C
実習記録	Ⓐ・B・C

実習記録の評価（A:よくできる／B:だいたいできる／C:努力が必要）該当するものに○をつけてください。

サボテン歯科衛生士専門学校

1. 実習中の学び

(プリント実施の児童の反応)

・前回、歯肉炎について勉強していたので、自分の口腔内の観察をした時に、
　どこがどうなっているかを自分で見付けることが出来ていた。
　分からない児童に対しては、「ここはどうかな？」などと、ヒントをあげると、自分で気付けられていた。

・前回との比較で、(かわらない)という意見が多かったので、最終的には、(よい)に変わって
　もらえるように、授業の最後に応援メッセージを言った。

・今回は、歯磨き＋糸ようじを使用したので、「ピッカリ、スッキリさせる方法」の所に
　「糸ようじを使う」という方法を考えてくれた児童が多かった。
　糸ようじを使うことにより、プラークがしっかり除去できるということを理解してくれたんだと思った。
　　　　　　　　　　　(歯間部の)

・歯肉炎のある部位に、印をつけると視覚的に分かりやすく、児童に分かってもらえやすくなった。
　(F先生からのアドバイス)

・歯肉炎のある児童が多かったので、自分で考えた方法でセルフケアを頑張ってもらいたい。

CHAPTER Ⅲ　学んだことを振り返ろう！

2. 実習終了後の学び

　実習の最終日には、実習目標の達成や実習内容について自己評価を行います。最終日の実習記録にはこれまでの実習で学んだことを総括的にまとめます。また、実習でお世話になった実習指導者や職員の皆さんに感謝の気持ちを伝えます。

1）実習施設へのお礼状

　実習施設へのお礼状は、皆さんの学校から公文書という形で出されます。しかし、実際にお世話になった実習生自身によるお礼状は、感謝を伝える方法としてお勧めです。

　学校からのお礼状の宛名は、実習依頼を許可して下さった施設長、校長などです。皆さんの書くお礼状（図12）は、学校の先生と相談して指導者や実習でお世話になった方に出すのもよいでしょう。各自の学校の先生に相談してみるといいですね。

2）臨地実習のまとめと自己評価

　実習が終了すると学校に登校し、実習のまとめを行います。主な内容は、実習で配布された資料や指導案、実習記録の整理を行い、実習帳にまとめます。それらの作業の中でもう一度実習を振り返り、実習報告レポートを作成します。

　自己評価も臨地実習終了後に行います。自己評価は客観的に自分の実習を振り返り、今後の学習の方向性を見出すためのものです。実習中も自己評価を行っている場合は、終了して進歩がみられたか変化をみることができます。自己評価については（P.21　実習をはじめる前に「表7 自己評価の意義」）を参照しましょう。

3）実習施設からの評価

　他者評価として、実習施設からの評価が行われます。評価は、主に実習指導者が行います。実習中の評価、実習記録、カンファレンス等により評価されています。

　評価表は、学校に郵送等により送られてきます。この評価は、皆さんの臨地実習成績の一部となります。

2. 実習終了後の学び

図12 実習生からのお礼状

K高等学校 校長 ○○○○ 先生

　暑さが日増しに厳しくなってまいりましたが、いかがお過ごしですか。

　先日は、11HRの皆さんに歯科保健指導をする機会をいただき、誠にありがとうございました。

　K高校にお伺いするのは初めてで、指導の前はとても緊張していましたが、11HRの生徒の皆さんが積極的に取り組んでくれたお陰で、未熟な指導ではありますが無事に終えることができました。

　今回の歯科保健指導は「歯を失わないための予防法を学ぼう」というテーマで、パワーポイントを用いての講義やキシリトール100%のタブレットの試食、実際に歯科医院で使用している器具で歯垢を赤く染色するなど、対象者である高校生に合わせた指導案を作成し、指導を行いました。実際に指導をしてみると、講義中はしっかり話を聞き、実習の時は楽しみながら取り組んでいてくれ安心しました。指導の中で歯垢を赤く染色すると、歯の表面に多くの歯垢が付着しているのがよくわかりました。今回の指導で、自分の口の中の状態を知り、むし歯や歯周病の予防に少しでも関心をもってくれていれば嬉しいです。

　今回のように高校生に歯科保健指導を行う機会はほとんどなく、とても良い経験になりました。この経験を今後の歯科衛生士としての活動に活かしていきたいと思います。

　校長先生、S先生をはじめとする諸先生方、11HRの生徒の皆さんに厚くお礼申し上げます。

　K高校の今後ますますのご発展を心からお祈り申し上げます。

平成21年7月9日

サボテン歯科衛生士学院専門学校

34期生　○○ めぐみ

CHAPTER Ⅲ 学んだことを振り返ろう！

4）実習報告会

　実習終了後に行われる実習報告会も重要です。表18は2・3年生の前期臨床臨地実習終了後に行われた全校単位の実習報告会についての概要です。実習報告会の目的は、学生が各自、実習で学んだことを振り返り、その成果を発表することにより、他の学生との学びを共有化することにあります。

　実習報告会は、「実習生」「指導者」「来年度の実習参加者」などにより構成されてます。まだ実習を体験していない来年度の実習参加者である1年生も、先輩の発表から臨床臨地実習をイメージし、実習スタートへの準備を始めて行うことがねらいです。発表者は、報告レポートの作成や他学生の発表の中から今後の実習への課題を探究していきます。また、臨床臨地実習は卒業研究や卒業論文とも並行して行われることが多いため、このような報告会はその中間的まとめとしての役割も果たしています。

5）実習記録の提出

　実習記録は出席表や資料、自己評価表と実習報告レポートなどと一緒に実習帳に整理し、学校へ提出します。提出には期限があるので確認が必要です。提出物は、臨地実習の評価の一部となります。

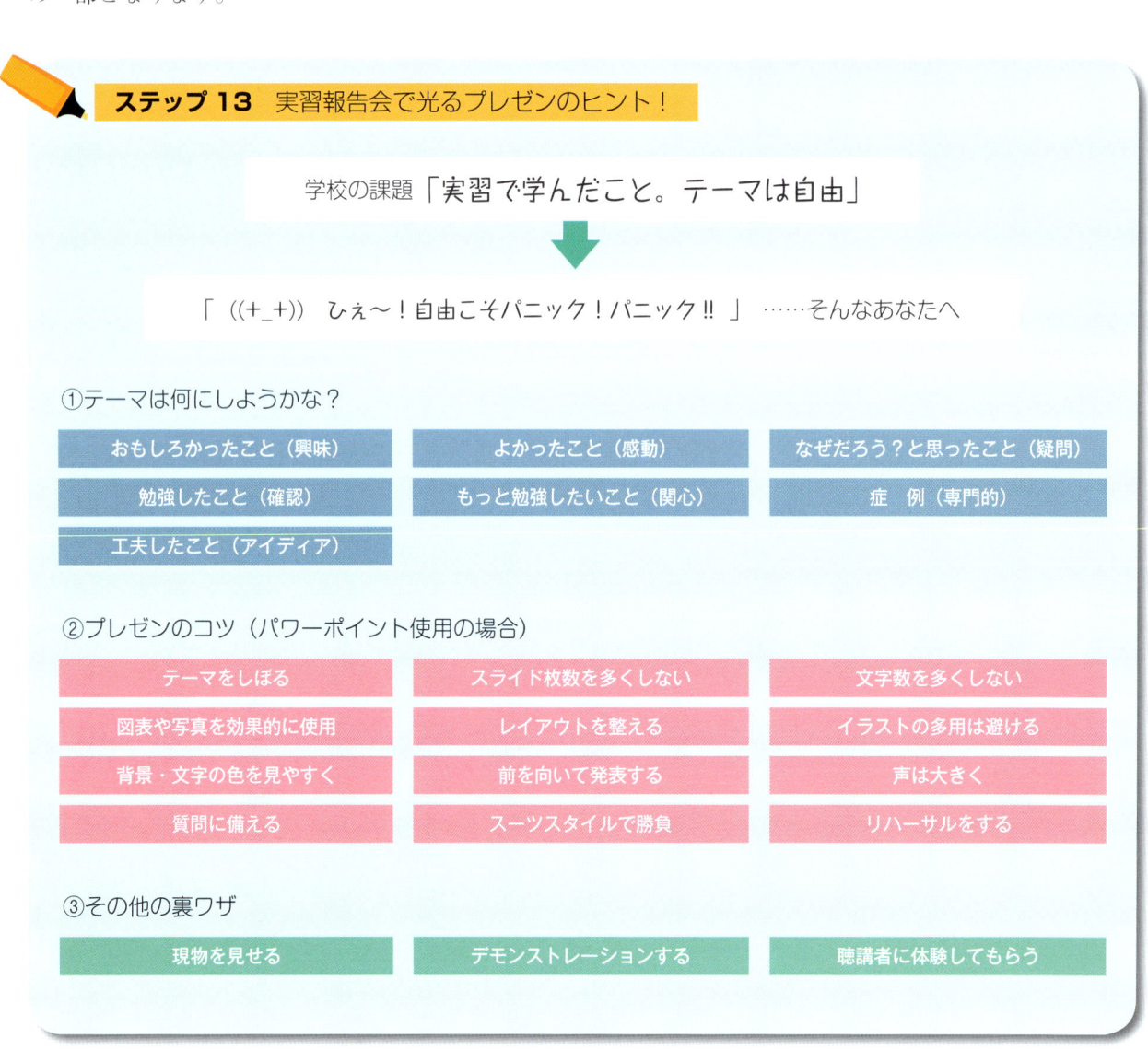

ステップ13　実習報告会で光るプレゼンのヒント！

学校の課題「実習で学んだこと。テーマは自由」
⬇
「 ((+_+)) ひぇ～！自由こそパニック！パニック‼ 」……そんなあなたへ

①テーマは何にしようかな？

おもしろかったこと（興味）	よかったこと（感動）	なぜだろう？と思ったこと（疑問）
勉強したこと（確認）	もっと勉強したいこと（関心）	症　例（専門的）
工夫したこと（アイディア）		

②プレゼンのコツ（パワーポイント使用の場合）

テーマをしぼる	スライド枚数を多くしない	文字数を多くしない
図表や写真を効果的に使用	レイアウトを整える	イラストの多用は避ける
背景・文字の色を見やすく	前を向いて発表する	声は大きく
質問に備える	スーツスタイルで勝負	リハーサルをする

③その他の裏ワザ

現物を見せる	デモンストレーションする	聴講者に体験してもらう

2. 実習終了後の学び

表18　実習報告会の概要

平成〇年度　前期臨床臨地実習　実習報告会要項

1. 目　的　　学生が各自、実習で学んだことを振り返り、その成果を発表することにより、他の学生との学びを共有化する。また、これからの実習を充実させるために課題整理を行う。

2. 目　標　　(1) 各自が学んだ実習での成果をまとめる。
　　　　　　(2) 自分の学びをわかりやすく発表する。
　　　　　　(3) 他の学生の発表から学ぶ。
　　　　　　(4) 次回の実習への課題整理を行う。

3. 学年ごとの学びのヒント

学　年	ヒ　ン　ト
1学年	・2年生、3年生の実習報告から、これからの臨床臨地実習をイメージする ・実習と授業で学んだ内容の関連に気づく ・実習報告会での発表方法を学ぶ
2学年	・自分の実習で学んだことを明確にする ・実習と授業で学んだ内容との関連に気づく ・発表された他の学生の学びから知識を深める ・自分の臨床臨地実習での学習の仕方は正しかったかを考える ・後期実習を充実させるためには、どのようにしたらいいかを考える ・3年生での実習コース選択の参考にする
3学年	・自分の実習で学んだことを明確にする ・実習と授業で学んだ内容との関連に気づく ・発表された他の学生の学びから知識を深める ・自分の臨床臨地実習での学習の仕方は正しかったかを考える ・後期実習を充実させるためには、どのようにしたらいいかを考える

4. 実習報告会実施について
(1) 日　時　平成22年7月14日（水）　9:00～16:10
(2) 場　所　サボテン歯科衛生士専門学校　4F　第2教室
(3) 参加者　1学年、2学年、3学年
　　　　　　教　員（S、K）
(4) 内　容　2、3学年　各自、前期臨床臨地実習で学んだことの報告
　　　　　　1学年　先輩の発表から学ぶ

5. 発表方法
(1) 2学年　パワーポイント使用
(2) 3学年　口頭発表またはパワーポイント使用

6. 発表時間
(1) 2学年　7分（発表4分、質疑応答3分）
(2) 3学年　5分（発表）
　　　　　　5分（演題が6題終わるごとに、質問タイム）
(3) 発表に対して1人1回は、必ず質問をすること。

7. 評　価

学　年	評価内容
1学年	・レポート提出：課題「先輩の発表から学んだこと」
2学年	・報告内容 ・発表の仕方 ・レポート提出：「他の学生の発表から学んだことおよび次回の実習への課題を考察する」
3学年	・レポート提出：「他の学生の発表から学んだことおよび次回の実習への課題を考察する」

これから
プロを目指すあなたへ

　臨地実習を通して歯科衛生士の活動を体験した学生の皆さん、実習はいかがでしたか。

　実習を終えた今、ほっとしているのが本音でしょうね。「おかえりなさい。よくがんばったね」と肩を叩いてあげたいものです。

　さて、この臨地実習で皆さんの中には育ったものがあります。教室での「学び」が実習という経験をとおし、「知る」に変わり、自分自身のものとなったのです。「学んで」「見て」「体験して」「知る」…そんな繰り返しの毎日でした。多くの対象者からの学びや指導者、スタッフとの協働の中で、五感を通して「知る」場でしたね。きらきらと輝きながら、ずいぶん成長して帰ってくる皆さんの姿に私たち教員は、実は秘かに感動しています。

　これから本物の歯科衛生士になると、実習とは違ってとにかく結果を残すことが要求される厳しさもあります。しかし「ぜひ、次回もあなたの指導を受けたいわ」「私の健康を支えてね」「ありがとう」と声をかけられる、そんな場面が歯科衛生士の仕事にはたくさんあります。

　最後に私たち歯科衛生士は、あなたとともに熱く歯科衛生業務を語れる日を待っています。

　実習お疲れ様でした。

歯科衛生士教育サブテキスト
臨地実習 HAND BOOK

2009年12月10日　第1版第1刷発行

監　　著　　眞木吉信／合場千佳子／船奥律子
　　　　　　北原　稔／白田チヨ

発 行 人　　佐々木　一高

発 行 所　　クインテッセンス出版株式会社
　　　　　　東京都文京区本郷3丁目2番6号　〒113-0033
　　　　　　クイントハウスビル　電話(03)5842-2270(代表)
　　　　　　　　　　　　　　　　(03)5842-2272(営業部)
　　　　　　　　　　　　　　　　(03)5842-2279(編集部)
　　　　　　web page address　http://www.quint-j.co.jp/

印刷・製本　　大日本印刷株式会社

Ⓒ2009　クインテッセンス出版株式会社　　　　　禁無断転載・複写
Printed in Japan　　　　　　　　　　落丁本・乱丁本はお取り替えします
　　　　　　　　　　　　　　　　　ISBN978-4-7812-0108-5　C3047
定価は表紙に表示してあります